# Fettleber-Diät Auf Deutsch/ Fatty liver diet In German:

*Leitfaden zur Beendung der Fettleberkrankheit*

# Inhaltsverzeichnis

ursprüngliche Autor dieses Werkes in irgendeiner Weise als haftbar für irgendwelche Komplikationen oder Schäden angesehen werden kann, die ihnen nach der Durchführung der hier beschriebenen Informationen widerfahren könnten.

Darüber hinaus dienen die Informationen auf den folgenden Seiten nur zu Informationszwecken und sollten daher als universell angesehen werden. Wie es sich für sie gehört, werden sie ohne Gewähr für ihre verlängerte Gültigkeit oder vorläufige Qualität präsentiert. Erwähnte Marken werden ohne schriftliche Zustimmung verwendet und sind in keiner Weise als Billigung des Markeninhabers zu verstehen.

# Einführung

Es ist wichtig, eine aktive Rolle in Ihrer Gesundheit zu übernehmen. Wenn Sie sich Sorgen um Ihre Leber machen, haben Sie vielleicht schon von einer Leber-Entgiftung, -Reinigung oder -Spülung gehört. Ihre Leber, das zweitgrößte Organ Ihres Körpers, verarbeitet äußere Medizin und innere Nährstoffe und stellt darüber hinaus sicher, dass Ihr Körper potenziell schädliche Giftstoffe ausscheidet. Viele Menschen entscheiden sich nach längerem Konsum von verarbeiteten Lebensmitteln und Alkohol für eine Leber-Entgiftung, um ihren Körper bei der Entfernung dieser Giftstoffe zu unterstützen. Andere Menschen wenden sich einer Leber-Entgiftung zu, um ihr tägliches Leben zu unterstützen. Andere ziehen eine Leber-Entgiftung in Betracht, wenn sie eine Lebererkrankung entwickelt haben und nach zusätzlichen Behandlungsmöglichkeiten suchen.

Ähnlich wie bei anderen Entgiftungen gibt es Variationen und bestimmte Dinge, die Sie vor Beginn der Entgiftung wissen müssen. So gibt es zum Beispiel verschiedene Nahrungsmittel und Getränke, die gut für die Unterstützung der Lebergesundheit sind, und andere Nahrungsmittel und Getränke, die schädlich sein können. Einige Entgiftungen sind am besten für einen einzigen Tag geeignet, während andere bis zu einer Woche oder länger dauern können. Einige sind für Ihren Körper sehr ungesund, während andere Ihre Ernährungsbedürfnisse unterstützen. Dies sind nur einige der Gründe, warum Sie darauf achten müssen, was Sie tun, um Ihre Leber zu entgiften und auch Ihre allgemeine Gesundheit zu unterstützen.

Die Entgiftung Ihrer Leber hilft Ihnen auf vielfältige Weise. Erstens werden Sie sich wahrscheinlich schon früh im Prozess besser fühlen. Sie werden sich leichter, gesünder und energischer fühlen. Zweitens werden Sie Ihrem Körper helfen, sich an eine gesunde Ernährung anzupassen, anstatt sich mit ungesunden Nahrungsmitteln und Getränken zu ernähren. Schließlich werden Sie beginnen, überschüssige Giftstoffe und Fettansammlungen aus Ihrem Körper zu entfernen.

Der Grund, warum Sie diese erstaunlichen Vorteile erleben, ist, dass eine Leber-Entgiftung, insbesondere eine, die sich auf Ihre übermäßige Gesundheit und Leberfunktion konzentriert, verarbeitete Lebensmittel und Alkohol für eine gewisse Zeit aus Ihrer Ernährung entfernt. Lebensmittel und Getränke in diesen Kategorien sind kalorienreiche, zucker- und fettreiche Lebensmittel, die keinen proportionalen Nährstoffgehalt aufweisen. Zu den weiteren Vorteilen gehört die Konzentration auf Vollwertkost, was bedeutet, dass viele Lebensmittel, auf die Menschen empfindlich reagieren, entfernt werden. Die meisten Entgiftungen erfordern zum Beispiel, dass man den Verzehr von glutenreichen Lebensmitteln und Milchprodukten einstellt.

Ihre Leber ist für die Funktion Ihres Körpers von entscheidender Bedeutung, und die Durchführung einer Leber-Entgiftung ist eine großartige natürliche Methode, um eine gesunde Leberfunktion zu unterstützen und Schäden an der Leber zu heilen. Es ist nicht immer möglich, bestehende Schäden zu reparieren, aber Entgiftungen können zukünftige Schäden verhindern und Ihre allgemeine Gesundheit in der Zwischenzeit unterstützen.

Ärzte sagen, dass Leber-Entgiftungen nicht wichtig für Ihre Gesundheit oder die Funktionsfähigkeit Ihrer Leber sind. Es gibt keinen Beweis dafür, dass sie helfen, Giftstoffe loszuwerden, nachdem Sie zu viel gegessen oder getrunken haben. Es gibt auch keinen Beweis dafür, dass sie die bereits aufgetretenen Leberschäden beheben.

# Wissenswertes über die Sicherheit von Leber-Entgiftungen

Wenn Sie bereits eine Lebererkrankung haben, sollten Sie bei der Behandlung Ihrer Leber eng mit Ihrem medizinischen Team zusammenarbeiten. Sprechen Sie mit ihnen über eine Leberreinigung und stellen Sie sicher, dass Sie während der Beendigung der Entgiftung unter ihrer Aufsicht bleiben. Achten Sie darauf, dass Sie eine für Sie gute Entgiftung wählen, bei der der Schwerpunkt auf Ernährung und Gesundheit liegt und nicht auf Gewichtsverlust oder chemischen Zusätzen. Weitere Überlegungen sind:

- Hüten Sie sich vor Leber-Entgiftungsprodukten, die in einem Geschäft zum Verkauf angeboten werden. Diese können schädliche Inhaltsstoffe enthalten und auch falsche Behauptungen über die Sicherheit und Wirksamkeit des Produkts aufstellen.

- Ein unpasteurisierter Saft hat das Potenzial, Sie krank zu machen. Das Risiko steigt für Menschen mit einem schwachen Immunsystem und auch für ältere Menschen.

- Andere Krankheiten können durch eine Leber-Entgiftung verschlimmert werden. Zum Beispiel kann eine 24-stündige Leber-Entgiftungssaft-Reinigung eine bereits bestehende Nierenerkrankung reizen und verschlimmern. Fasten vor oder während der Entgiftung kann Hepatitis B verschlimmern. Wenn Sie an anderen Krankheiten leiden und eine Leber-Entgiftung in Betracht ziehen, sollten Sie unbedingt mit Ihrem Arzt über mögliche Konflikte mit der Entgiftung sprechen.

- Diabetes ist eine weitere Erkrankung, die eine medizinische Intervention und Überwachung erfordert. Auch hier sollten Sie mit Ihrem medizinischen Team zusammenarbeiten, um sicherzustellen, dass Ihre Entgiftung nicht mit anderen Krankheiten wie Diabetes kollidiert.

• Nebenwirkungen wie Dehydrierung, Kopfschmerzen, Benommenheit oder Schwäche können auftreten, besonders wenn Sie sich im Rahmen des Prozesses für das Fasten entscheiden.

## Halten Sie Ihre Leber gesund

Die Gesundheit Ihrer Leber wird durch Ihre Genetik und Ihren allgemeinen Gesundheitszustand bestimmt. Auch Ihre Umgebung, Ihr Lebensstil und Ihre Ernährung beeinflussen die Gesundheit Ihrer Leber. Es gibt Dinge, die Sie vor, während und nach Ihrer Entgiftung tun können, um Ihre allgemeine Gesundheit und Ihre Lebergesundheit zu unterstützen. Einige der folgenden Richtlinien sind vorteilhaft, besonders wenn Sie für die Leberkrankheit prädisponiert sind. Zum Beispiel kann eine Vorgeschichte mit einer Leberkrankheit in Ihrer Familie oder übermäßiger Alkoholkonsum die Wahrscheinlichkeit erhöhen, dass Sie die Fettleberkrankheit entwickeln. Die Richtlinien lauten wie folgt:

• Reduzieren Sie Ihren Alkoholkonsum.
• Konzentrieren Sie sich täglich auf eine ausgewogene Ernährung. Dazu gehören Eiweiß, Vollkorn, Samen, Nüsse, frisches Gemüse und Obst.
• Besorgen Sie sich ein gesundes Gewicht für Ihr Alter, Ihr Geschlecht und Ihre Körpergröße und halten Sie es aufrecht.

- Versuchen Sie, sich jeden Tag mäßig bis stark zu bewegen. Wenn Sie bisher nicht oder nur wenig aktiv waren, sollten Sie mit Ihrem Arzt zusammenarbeiten, bevor Sie eine neue Lebensweise einführen.

- Hepatitis ist sehr gefährlich für Ihre allgemeine Gesundheit, aber besonders schädlich für Ihre Leber. Minimieren Sie die Wahrscheinlichkeit, an Hepatitis zu erkranken, indem Sie

- Vermeiden Sie ungeschützten Sex mit Personen, die Sie nicht gut kennen.

- Besuchen Sie seriöse und sterile Studios für jede Tätowierung, die Sie sich machen lassen.

- Benutzen Sie Ihre eigenen persönlichen Haushaltsgegenstände, Zahnbürsten und Rasierer.

- Verwenden Sie keine illegalen Drogen. Wenn Sie sich entscheiden, sie zu benutzen, teilen Sie keine Strohhalme oder Nadeln mit anderen.

**Die Hauptgründe für die Durchführung einer Leber-Entgiftung zur Vorbeugung und Heilung der Fettleberkrankheit**

**1. Abnehmen.**

Die Galle entfernt Fett und Giftstoffe aus Ihrem Körper und Ihre Leber produziert Galle. Das bedeutet, dass Sie, um Gewicht zu verlieren, genügend Galle produzieren müssen, um sie aus Ihrem Körper zu entfernen. Wenn Sie mit dem Abnehmen gekämpft haben, könnte dies der Grund dafür sein.

**2. Entfernen Sie die Lebersteine.**

Ihr Liebhaber baut nicht nur Fett auf, sondern kann auch Cholesterin ansammeln. Dadurch entstehen Lebersteine, was unglaublich schmerzhaft und gesundheitsschädlich sein kann.

### 3. Entgiftung des gesamten Körpers und Unterstützung der Gesundheit.

Wenn Sie eine Entgiftung durchführen, entfernen Sie Giftstoffe aus Ihrem Körper. Überschüssige Giftstoffe können Ihrem Körper an mehreren Stellen schaden. Deshalb fördert eine Leber-Entgiftung Ihre Gesundheit in allen Bereichen.

### 4. Sie verbessert das Energieniveau.

Die Leber transportiert Giftstoffe und Nährstoffe durch Ihren Körper.

Wenn sie aufgrund von Fettablagerungen nicht richtig funktioniert, gelangen die Nährstoffe möglicherweise nicht so in Ihren Blutkreislauf, wie Sie es benötigen. Dies kann dazu führen, dass Sie sich träge und müde fühlen. Wenn Ihre Leber wieder funktioniert, wird wahrscheinlich die Zunahme der Nährstoffe, die Ihren Körper erreichen, auch Ihr Energieniveau erhöhen.

5.  Sie sehen dann jünger aus und fühlen sich jünger.

Ihre Leber beeinflusst die Gesundheit und das Aussehen Ihrer Haut. Wenn Ihre Leber gesund ist, sieht Ihre Haut gesünder aus und fühlt sich gesünder an. Diese äußere Verbesserung hilft Ihnen, jünger auszusehen und sich jünger zu fühlen.

# Kapitel 1: Was ist eine Fettleberkrankheit?

Einfach definiert ist die Fettleberkrankheit ein Leberleiden, das durch eine Fettablagerung im Organ verursacht wird. Der menschliche Körper hat nur ein weiteres Organ, das größer ist als die Leber, die Haut, und keine inneren Organe, die größer sind als die Leber. Zu den vielen Funktionen der Leber gehören die Entsorgung schädlicher Giftstoffe, die Verarbeitung von Fett aus dem Blutkreislauf und die Unterstützung der Blutgerinnung.

Wenn die Leber nicht mehr richtig arbeitet, beginnt sich Fett abzubauen. Zu den Gründen, warum die Leber nicht mehr richtig arbeitet, gehören Alkohol, Hepatitis C, Reaktionen auf verschiedene Medikamente und seltene Stoffwechselprobleme. Auch Bedingungen während der Schwangerschaft können bei Frauen zu einer Fettansammlung in der Leber führen. Für andere Situationen, die zu einer Fettansammlung in der Leber führen, gibt es eine spezielle Kategorie: NAFLD oder Nichtalkoholische Fettleberkrankheit. Fett wird in der Regel in der Leber aufgrund von Übergewicht, Diabetes oder Prä-Diabetes aufgebaut. Aufgrund der Zunahme von metabolischen Syndromen und Fettleibigkeit in Amerika glauben viele Ärzte, dass auch die Fettleberkrankheit deshalb auf dem Vormarsch ist.

**Alkoholbedingte Fettleberkrankheit oder ALD (engl.: Alcohol-Related Fatty Liver Disease)**

ALD, oder alkoholbedingte Fettleberkrankheit, wird durch den starken Alkoholkonsum im Laufe der Zeit verursacht. Zu den ALD-Symptomen gehören Schmerzen in der Leber und im Bauch oder eine vergrößerte Leber. Die Symptome und Auswirkungen der alkoholbedingten Fettleberkrankheit bessern sich in der Regel mit der Zeit, wenn die Person den Alkoholkonsum einstellt.

Wenn diese Person weiterhin trinkt, kann ALD zu einer alkoholischen Hepatitis oder einer alkoholischen Leberzirrhose führen. Eine alkoholische Leberzirrhose kann letztlich zu Leberversagen führen, das zum Tod führen kann. Die ALD kann aus einer alkoholischen Leberzirrhose, einer akuten alkoholischen Hepatitis und einer einfachen Lebersteatose bestehen. Es ist möglich, all diese Krankheiten auf einmal zu haben.

Wenn jemand auf Alkohol verzichtet, wird die Leber in der Regel wieder normal funktionieren. Trotz der ausgezeichneten Prognose für eine kurzfristige Alkoholsteatose, die nach der Behandlung verfolgt wurde, wurde festgestellt, dass bei Patienten, deren Leben sich aufgrund von Alkoholmissbrauch in der Vergangenheit verändert hat, die Wahrscheinlichkeit einer Leberzirrhose höher ist als bei anderen mit normaler Leberfunktion. Die Ärzte verwenden den fortgesetzten Alkoholmissbrauch, das Geschlecht und die extreme Steatose, um die Risikofaktoren des Patienten für die Entwicklung einer Zirrhose und Fibrose vorherzusagen. Frauen haben ein höheres Risiko als Männer.

Wenn die Leber über einen längeren Zeitraum schwer geschädigt ist, halten die meisten Mediziner das Ergebnis einer alkoholischen Leberzirrhose für irreversibel. Inzwischen werden Studien durchgeführt, die darauf hindeuten, dass einige Folgen, wie z.B. Zirrhose und Fibrose, je nach Ursache und Patient rückgängig gemacht werden können. Die untersuchten Patienten mit dekompensierter alkoholischer Leberzirrhose, die eine Lebertransplantation erhielten, hatten zum Beispiel ähnliche Ergebnisse wie andere Lebertransplantationspatienten. Ihre Fünf-Jahres-Überlebensrate lag bei etwa 70%.

Die manifesten Symptome der alkoholischen Hepatitis variieren aufgrund der großen Bandbreite des Schweregrades der Krankheit. Erbrechen, Übelkeit, Völlegefühl und Schmerzen, Gewichtsverlust und Anorexie sind leichte, unspezifische Symptome. Enzephalopathie, Fieber, Spinnenangiom, Aszites, Gelbsucht, Leberversagen und Hepatologie sind spezifischere und schwerwiegendere Symptome. Enzephalopathie, Fieber, Spinnenangiom, Aszites, Gelbsucht und Hepatomegalie sind auffällige körperliche Symptome.

Die Alkoholhepatitis oder Fettleberkrankheit geht nicht immer einer etablierten alkoholischen Leberzirrhose voraus. Sie kann eine Dekompensation beginnen, ohne dass eines von beiden vorliegt. Zusätzlich kann bei akuter Alkoholhepatitis eine alkoholische Leberzirrhose diagnostiziert werden. Andere Ursachen der Leberzirrhose lassen sich nicht von den Anzeichen und Symptomen einer alkoholischen Leberzirrhose unterscheiden. Zu den Symptomen und Anzeichen der Patienten gehören

- Komplikationen der portalen Hypertonie, z.B. hepatische Enzephalopathie, Aszites und Varizenblutungen.
- Ungewöhnliche Laborergebnisse, z.B. Koagulopathie, Hypoalbuminämie und Thrombozytopenie.
- Pruritus
- Gelbsucht

Ein Patient, der auf ungewöhnliche Leberfunktionstestergebnisse, wie z.B. erhöhte Aminotransferase-Werte, untersucht wird, ist die häufigste diagnostische Methode für Fettlebererkrankungen. Es gibt keinen spezifischen Test für die Fettleberkrankheit. Meistens wird sie diagnostiziert, wenn die Aminotransferase-Werte eines Patienten mehr als doppelt so hoch sind wie die normalen Grenzwerte und die Ergebnisse einer Ultraschalluntersuchung. Typischerweise zeigt der Befund einer Ultraschalluntersuchung eine Leber mit Hyperecho und kann eine Hepatomegalie aufweisen oder auch nicht.

Zur Diagnose einer Zirrhose werden MRTs oder Magnetresonanztomographie und CT-Scans oder Scans mit Computertechnologie verwendet. Bei der Überprüfung der MRT-Ergebnisse können möglicherweise einzigartige Merkmale einer alkoholbedingten Lebererkrankung vorliegen. So fällt es beispielsweise auf, wenn die Leber eines Patienten einen größeren Schwanzlappen hat, die Leberkerbe auf der rechten Seite auffälliger ist oder die regenerativen Knoten größer sind. Zur Diagnose einer Fettleberkrankheit ist in der Regel keine Leberbiopsie erforderlich; es kann jedoch verlangt werden, dass eine Fibrose oder Steatohepatitis festgestellt wird, die nicht vorliegt.

Nekrose und Entzündung der Leber sind die häufigsten und erkennbarsten Symptome der Alkoholhepatitis. Diese Merkmale sind am auffälligsten in der zentrilobulären Region des Leberacinus. Reversible portale Hypertonie und sinusförmige Kompression treten auf, wenn die Hepatozyten typischerweise aufgebläht sind. Entzündungszellen durchdringen mononukleäre Zellen und polymorphonukleäre Zellen. Diese Entzündungszellen befinden sich typischerweise in der Nähe der nekrotischen Hepatozyten und in den Sinusoiden. Auch Mallory-Körperchen und Fettinfiltrationen sind bei Patienten mit Alkoholhepatitis häufig vorhanden. Mallory-Körperchen sind Aggregate des intrazellulären perinukleären, d.h. der Hämatoxylin-Eosin-Färbung durch eosinophile Zwischenfäden. Diese Ergebnisse sind zusätzliche Indikatoren für die Alkoholhepatitis, sind aber weder für die Diagnose der Krankheit erforderlich noch sind sie für die Krankheit spezifisch.

Bei Patienten, die Alkohol in erheblichem Maße missbrauchen, suchen Mediziner nach den traditionellen Anzeichen, die mit dem Endstadium der Lebererkrankung verbunden sind, um eine alkoholische Leberzirrhose zu diagnostizieren. Es ist wahrscheinlich, dass diese Patienten ihren Alkoholkonsum nicht genau mitteilen, so dass Gespräche mit Freunden und Familie wichtig sind, um die vom Patienten typischerweise konsumierte Alkoholmenge abzuschätzen.

Bei Patienten mit alkoholischer Leberzirrhose können Komplikationen der portalen Hypertonie, wie hepatische Enzephalopathie, Varizenblutungen und Aszites, auftreten. Es gibt keine eindeutigen pathologischen Befunde, die die fortgeschrittene Lebererkrankung von Alkohol oder verschiedenen anderen Ursachen unterscheiden. Dies gilt insbesondere dann, wenn sich der Patient im Endstadium einer alkoholischen Leberzirrhose befindet, aber keine akute Alkoholhepatitis hat.

Die Kombination aus klinischem Scharfsinn, Laborwerten und körperlichen Befunden ist eine genaue Methode zur klinischen Diagnose einer alkoholischen Lebererkrankung. Eine Biopsie der Leber ist nicht immer notwendig, kann aber in einigen Fällen akzeptabel sein. Wenn es unsicher ist, ob dies die richtige Diagnose ist, wird ein Arzt in der Regel eine Biopsie verlangen. Es ist wahrscheinlich, dass bei mehr als 30% der Patienten ein unzutreffender klinischer Verdacht auf eine Alkoholhepatitis besteht. Die Durchführung einer Biopsie kann die Diagnose bestätigen. Darüber hinaus kann eine Biopsie bei der Entscheidung über die Lebertherapie helfen, eine Prognose erstellen, das Ausmaß der vorhandenen Schäden bestimmen und auch weitere unvorhergesehene Ursachen der Lebererkrankung ausschließen.

## Nichtalkoholische Fettleberkrankheit oder NAFLD (Non-Alcoholic Fatty Liver Disease)

Die nichtalkoholische Fettleberkrankheit hat einige verschiedene Formen und dient als breit gefächerter Begriff für eine Reihe von Lebererkrankungen. Eine einfache Fettleberkrankheit deutet darauf hin, dass die Leber einen hohen Anteil an eingelagertem Fett aufweist, aber nicht mit einer Schädigung dieser Leber oder einer Entzündung einhergehen darf. Die einfache Fettleber wird sich in der Regel nicht verschlimmern und verursacht keine größeren Gesundheitsprobleme in Bezug auf die Leber und ist die häufigste Form bei Menschen mit NAFLD.

Die alkoholfreie Steatohepatitis, oder allgemein als NASH bezeichnet, ist ein weiterer Typ. NASH bedeutet, dass die Leber eine Entzündung und mögliche Schäden an den Leberzellen aufweist. Sowohl die Entzündung als auch die Zellschädigung können zu ernsthaften Gesundheitsproblemen wie Leberkrebs, Zirrhose und Narbenbildung der Leber und Leberversagen führen. NASH ist eine viel seltenere Art von NAFLD, aber der starke Alkoholkonsum verursacht Schäden, die mit den Schäden von NASH vergleichbar sind.

Das häufige Vorkommen der nichtalkoholischen Fettleberkrankheit ist in den westlichen Ländern weit verbreitet, aber sie ist über den ganzen Globus verbreitet. Tatsächlich ist die nichtalkoholische Fettleberkrankheit heute die häufigste chronische Leberkrankheit in den USA. Sie betrifft hauptsächlich Menschen in den 40er und 50er Jahren, die an Typ-2-Diabetes leiden oder ein erhöhtes Risiko für Herzerkrankungen haben. Das Metabolische Syndrom, zu dem erhöhtes Bauchfett, Bluthochdruck und Triglyzeride sowie die Fähigkeit des Körpers, Insulin zu nutzen, gehören eng mit der nichtalkoholischen Fettleberkrankheit zusammen.

Eine nicht-alkoholische Fettleberkrankheit kann zunächst oder für immer symptomlos sein. Wenn Symptome der Krankheit vorhanden sind, können sie eine Lebervergrösserung, ein extremes Gefühl der Müdigkeit oder Unbehagen in der rechten Seite des Bauchraums in der Nähe der Leber umfassen.

Zu den Anzeichen einer nichtalkoholischen Steatohepatitis und Zirrhose gehören grosse Blutgefässe unter der Haut sowie Schwellungen in der Milz oder im Bauch, der Haut und der Augen, die sich gelblich verfärben, Rötungen der Handflächen und das Wachstum der Brüste bei Männern. Bei diesen Symptomen ist es entscheidend, einen Arzttermin zu vereinbaren.

Es ist für Experten unklar, warum einige Patienten eine Fettansammlung in der Leber entwickeln und andere diese Krankheit nicht entwickeln. Darüber hinaus ist den Experten unklar, warum in einigen Fällen eine Entzündung vorliegt, die schließlich zu einer Leberzirrhose führt, in anderen Fällen aber nicht. Die folgenden gemeinsamen Zusammenhänge zwischen der nichtalkoholischen Steatohepatitis und der nichtalkoholischen Fettleberkrankheit sind

- Patienten, die fettleibig oder übergewichtig sind
- Patienten mit einer Insulinresistenz. Eine Insulinresistenz bedeutet, dass Ihre Zellen keinen Zucker aufnehmen, weil sie auf das Hormon Insulin reagieren.

- Patienten mit Hyperglykämie oder hohem Blutzucker. Patienten, die dieses Symptom aufweisen, haben Typ-2-Diabetes oder sind prädiabetisch.
- Das Blut des Patienten weist hohe Triglyceridwerte oder erhöhte Fettwerte auf.

Eine Kombination dieser verschiedenen Probleme, mit denen ein Patient auftreten könnte, kann zu einer Fettansammlung in der Leber führen. Gelegentlich entwickeln einige Patienten eine Fibrose oder das Narbengewebe ihrer Leber baut sich auf, weil sich ihre Leber entzündet und eine nicht alkoholische Steatohepatitis auftritt. Dies geschieht, wenn der Körper des Patienten auf die erhöhten Fettwerte als Gift reagiert.

## Risikofaktoren

Es gibt viele Bedingungen und Krankheiten, die Ihr Risiko für die Entwicklung der nichtalkoholischen Fettleberkrankheit erhöhen können. Einige dieser Risikofaktoren sind:

- Schilddrüsenunterfunktion oder eine Schilddrüse, die leicht unteraktiv ist
- Hypophyseninsuffizienz oder eine Hypophyse, die leicht unteraktiv ist
- Typ-2-Diabetes
- Schlafstörungen wie Schlafapnoe
- Polyzystisches Ovarsyndrom
- Abdominale Fettkonzentrationen bei adipösen Patienten
- Metabolisches Syndrom
- Erhöhtes Blutfett, insbesondere Triglyceride
- Hoher Cholesterinspiegel

Zu den Menschen mit dem höchsten Risiko für die Entwicklung einer nicht-alkoholischen Steatohepatitis gehören:

- Ältere Menschen
- Patienten mit Diabetes einschließlich Typ 1 und Typ 2
- Die Bauchfettkonzentration bei einem Patienten mit beliebigem Gewicht ist jedoch bei übergewichtigen und adipösen Patienten wahrscheinlicher.

Zusätzliche Tests sind notwendig, um den Unterschied zwischen einer nichtalkoholischen Steatohepatitis und einer nichtalkoholischen Fettleberkrankheit zu erkennen. Zu den am häufigsten verwendeten Tests gehören Aspartat-Transaminase und erhöhte Alanin-Transaminase. Darüber hinaus werden viele Experten bildgebende Studien verwenden, um die Diagnose eines Patienten mit einer nichtalkoholischen Fettleberkrankheit zu unterstützen. Ultraschall und Tomographie sind zwei der am häufigsten verwendeten bildgebenden Verfahren bei der Diagnose einer nicht-alkoholischen Fettleberkrankheit, jedoch kann keines der beiden Verfahren zwischen Steatose und Steatohepatitis unterscheiden.

Die Verwendung einer Leberbiopsie zur Diagnose einer nicht-alkoholischen Fettleberkrankheit ist in der Fachwelt umstritten. Mediziner, die argumentieren, dass eine Leberbiopsie unnötig ist, führen folgende Gründe an:

- Mit einer Biopsie verbundene Risiken.
- Wenige konventionelle Therapien, die verfügbar und wirksam sind.
- Die Krankheit ist im Allgemeinen gutartig.

Es gibt nur wenige Risiken im Zusammenhang mit der Durchführung einer Leberbiopsie, aber bis zu 30% der Patienten berichten über vorübergehende Schmerzen, fast 3% der Patienten berichten über starke Schmerzen. Bei weniger als 3% der Patienten, die sich einer Leberbiopsie unterziehen, treten erhebliche Komplikationen auf. Trotz der Kontroverse um die Durchführung einer Routinebiopsie wird allgemein empfohlen, dass Patienten mit fortgeschrittener Lebererkrankung eine Biopsie durchführen lassen sollten.

Darüber hinaus sollten Patienten, die ihre Lebensgewohnheiten deutlich verändern, aber immer noch ständig erhöhte Leberenzyme aufweisen, für eine Leberbiopsie in Betracht gezogen werden. Die Patientin sollte in die Entscheidung zur Durchführung einer Leberbiopsie einbezogen werden, und es wird von der American Gastroenterological Association empfohlen, die Entscheidung zur Durchführung einer Biopsie auf jeden einzelnen Fall zu stützen und den Zeitpunkt für die Versorgung der Patientin angemessen zu wählen.

**Leberkrebs**

Die Zirrhose ist die Hauptkomplikation sowohl der nichtalkoholischen Steatohepatitis als auch der nichtalkoholischen Fettleberkrankheit. Eine Zirrhose ist eine Fibrose oder Narbenbildung in der Leber im fortgeschrittenen Stadium. Eine Schädigung der Leber, wie eine nichtalkoholische Steatohepatitis-Entzündung, führt dazu, dass die Leber in Form einer Zirrhose reagiert. Fibrose oder Narbengewebe wird von der Leber entwickelt, um die Entzündung, die sie durchmacht, zu bekämpfen und zu lindern. Wenn die Entzündung andauert, bildet sich in der Leber weiterhin Narbengewebe. Eine unbehandelte Zirrhose kann sich entwickeln:

- Endstadium des Leberversagens. Das bedeutet, dass die Leber ihre Funktion einstellt.
- Leberkrebs.
- Die hepatische Enzephalopathie oder die Sprache wird undeutlich und der Patient wirkt schläfrig und verwirrt.
- Ösophagusvarizen oder die Venen in der Speiseröhre schwellen an. Dies kann zu gerissenen Venen und inneren Blutungen führen.
- Aszites oder Flüssigkeitsansammlungen im Bauchraum.

Bei Patienten mit der Diagnose einer nichtalkoholischen Steatohepatitis besteht eine 20%ige Wahrscheinlichkeit des Fortschreitens zur Zirrhose.

In den Vereinigten Staaten ist eine der Hauptursachen für das Leberzellkarzinom die NAFLD oder die nichtalkoholische Fettleberkrankheit. Zwischen 2004 und 2009 stieg das Leberzellkarzinom bei Patienten mit Fettleberkrankheit jedes Jahr um 5% an. Darüber hinaus haben Patienten mit Fettleberkrankheit kürzere Überlebenszeiten als Patienten ohne Fettleberkrankheit, und bei der Diagnose ist der Tumor oft weiter fortgeschritten als bei Patienten, die diesen Krebs ohne Fettleberkrankheit entwickeln. Wegen der fortgeschrittenen Komplikationen der Fettleberkrankheit ist die Leberzellkarzinom-Lebertransplantation weniger häufig.

In einer Studie, die über einen Zeitraum von fünf Jahren durchgeführt wurde, wurden Leberkrebspatienten mit einer Fettleberkrankheit häufig in einem höheren Alter diagnostiziert, waren typischerweise weiß und hatten fortgeschrittene Tumore. Ihre Überlebensrate bei Fettleberkrebs war ebenfalls vier Monate geringer als die der Patienten ohne Fettleberkrankheit. Die an diesen Patienten durchgeführte Studie ist aufgrund der beträchtlichen Anzahl von Teilnehmern äußerst bedeutsam.

Eine Zirrhose ist ein Hinweis auf Leberkrebs, aber nicht immer, insbesondere wenn der Patient an der Fettleberkrankheit leidet. Das macht es so schwierig zu erkennen und warum die Mortalitätsraten schlecht sind. Ein Patient mit Fettleberkrankheit und Adipositas wird in der Regel häufiger überwacht als Patienten mit Fettleberkrankheit mit normalem Gewicht, vor allem weil die Kombination beider Krankheiten ein höheres Risiko darstellen kann.

# Kapitel 2: Wie die Leber funktioniert und welche Arten von Leberkrankheiten es gibt

Nur Wirbeltiere haben eine Leber. Unabhängig davon, welche Wirbeltiere eine Leber hat, ist seine Rolle ähnlich. Spezifische Metaboliten werden aus dem Körper entgiftet, Proteine werden synthetisiert und die Verdauung wird durch die Produktion von Biochemikalien unterstützt. Beim Menschen ist er auch für die Regulierung der Glykogenspeicherung, die Zersetzung der roten Blutkörperchen und die Produktion verschiedener Hormone verantwortlich.

Über dem Darm, der rechten Niere, dem Magen und unter dem Zwerchfell befindet sich die Leber. Sie nimmt den rechten Teil Ihrer Bauchhöhle ein. Es gibt mehrere Funktionen, die dieses tief rotbraune Organ erfüllt. Das Blut gelangt über zwei Hauptwege in die Leber: Die Leberportalvene liefert nährstoffreiches Blut, und die Leberarterie liefert sauerstoffgefülltes Blut.

Die Doppellappen der Leber haben jeweils acht eigene Abschnitte. In jedem der verschiedenen Abschnitte befinden sich etwa tausend Läppchen. Der gemeinsame Lebergang besteht aus großen Kanälen, die sich in kleinere Kanäle mit verbundenen Läppchen an den Enden aufteilen. Die Funktion des Lebergangs besteht darin, die Galle der Leberzelle zum Anfangsteil des Dünndarms, dem so genannten Duodenum, und zur Gallenblase zu transportieren. Die Hepatozyten sind hauptsächlich im Gewebe der Leber enthalten. Sie regulieren eine große Anzahl von biochemischen Reaktionen mit hohem Volumen. Zu diesen Reaktionen gehören komplexe und kleine Moleküle, die synthetisiert und abgebaut werden. Viele dieser Reaktionen sind für die Lebensfunktionen des Körpers von größter Bedeutung.

Die Leber stößt die von ihr produzierte Galle ab, aber die Leber überwacht auch das Blut und passt den chemischen Gehalt nach Bedarf an. Die Galle ist entscheidend für den Abbau des Fettes, damit der Körper die notwendigen Nährstoffe aufnehmen und verdauen kann. Die Leber überwacht das gesamte Blut, das aus dem Darm und dem Magen durchfließt. Wenn das Blut in die Leber gelangt, stellt die Leber jedes Ungleichgewicht fest und passt es nach Bedarf an und gibt die für eine gesunde Körperfunktion notwendigen Nährstoffe weiter.

Viele Medikamente sind so konzipiert, dass sie in der Leber abgebaut und verteilt werden können. Die Leber ist in der Lage, das Medikament auf dem für den Körper einfachsten Weg in das Blut zu bringen, um es zu verarbeiten. Die Leber übernimmt einige der wichtigsten Funktionen für den Körper. Die folgende Liste enthält eine kurze Auflistung der am besten erkennbaren Funktionen der Leber:

- Hält Glukose fest und verteilt sie, wenn der Körper sie braucht.
- Sie liefert dem Körper Fett, indem sie einzigartige Proteine und Cholesterin produziert.
- Entwickelt spezifische Proteine, die für das Plasma im Blut notwendig sind.
- Unterstützt den Verdauungsprozess, der im Dünndarm beginnt, indem es die Fette aufbricht und die durch die Galleproduktion verursachten Abfälle entfernt.
- Hält das Eisen fest, um die Verarbeitung von Hämoglobin zu unterstützen.
- Harnstoff-Ammoniak, das für Ihren Körper schädlich ist, wird in Abfallstoffe umgewandelt. Im Urin wird das Endprodukt des Eiweißstoffwechsels, der Harnstoff, entfernt.

- Reinigt das Blut von schädlichen Giftstoffen wie Drogen.
- Stellt sicher, dass die Blutgerinnung reguliert wird.
- Beseitigt Bakterien aus dem Blutkreislauf und entwickelt Immunfaktoren, die den Körper bei der Abwehr verschiedener Infektionen unterstützen.
- Hilft dem Körper, Bilirubinspeicher zu entfernen. Wenn der Körper zu viel Bilirubin speichert, färben sich die Augen und die Haut gelblich.

Die Blutbahn oder die Galle befördert schädliche Giftstoffe aus Ihrem Körper, nachdem die Leber sie abgebaut hat. Der Kot verlässt den Körper aus dem Darm, der mit den Nebenprodukten der von der Leber produzierten Galle gefüllt ist. Wenn ein Nebenprodukt der Galle zuerst durch die Nieren gefiltert wird, verlässt es den Körper in Form von Urin.

Die Leber ist eine Drüse, die bei der Verdauung hilft, denn sie erzeugt diese Galle. Die entstehende Galle ist das, was der Körper zum Abbau von Fett verwendet und ist eine alkalische Verbindung. Wenn das Fett abgebaut wird, bleiben Fette übrig. Die Galle emulgiert die Lipide, wodurch sie die Verdauung unterstützt. Viele Jahre lang hatte die Funktion des Organs direkt unter der Leber, der Gallenblase, eine unbekannte notwendige Funktion. Weitere Forschungen zeigen jedoch, dass die Gallenblase der Leber durch die Speicherung von Galle hilft. Niemand weiß bis heute, wie viele Funktionen die Leber im Laufe eines Menschenlebens übernimmt, aber einige Texte schätzen, dass sie etwa 500 verschiedene Funktionen hat.

Wenn die Leber nicht mehr richtig funktioniert, gibt es einige wenige Behandlungsmöglichkeiten. Auf lange Sicht ist nicht bekannt, wie der Funktionsverlust der Leber am besten ausgeglichen werden kann. Die Kurzzeit-Leberdialyse scheint vorteilhaft zu sein, ist aber keine langfristige Lösung. Es gibt keine künstliche Leber, die entwickelt wurde, um eine versagende oder ausgefallene Leber zu ersetzen oder zu unterstützen. Die einzige langfristig realisierbare Lösung für eine versagende Leber ist derzeit eine Lebertransplantation.

**Was sind die verschiedenen Arten von Leberkrankheiten?**

Die Ursache des spezifischen Problems ist die Einteilung der verschiedenen Arten von Lebererkrankungen. Hepatitis oder Leberentzündung führt zu den meisten der verschiedenen Leberkrankheiten. Die Hepatitis reicht von lebensbedrohlich und chronisch bis hin zu nicht ernsthaften und akuten Erkrankungen. In anderen Fällen handelt es sich um einen assoziierten Teil, der die Funktion der Leber beeinträchtigt, zum Beispiel den Gallengang. Das bedeutet, dass die Krankheit oder das Problem nicht in der Leber selbst liegt, sondern dazu führen kann, dass die Leber nicht mehr richtig funktioniert.

**Virusinfektionen**

Virusinfektionen sind eine der typischsten Entwicklungen einer Lebererkrankung. Diese Infektionen entzünden die Leber, und sie sind hauptsächlich auf Hepatitis zurückzuführen. Virusinfektionen werden je nach den verschiedenen Stämmen in A, B, C, D oder E klassifiziert. Hepatitis B ist eine Virusinfektion, die durch Blut oder sexuellen Kontakt übertragen wird. Hepatitis A wird durch Lebensmittel übertragen.

**Parasitäre Leberinfektionen**

Mit der Zeit kann die Leber auch durch Parasiten geschädigt werden, die die Leber infizieren. Leberegel oder Blutegel, verschiedene Arten von Plattwürmern oder Trematoden, sind die häufigsten parasitären Leberinfektionen. Schnecken, Rinder und Schafe sind die häufigsten Überträger für diese Würmer. Der Mensch zieht sich an diesen Würmern zusammen, wenn er Nahrung oder Wasser mit Eiern oder unreifen Würmern zu sich nimmt.

## Alkoholische Leberkrankheit

Alkoholkonsum über längere Zeiträume ist eine weitere Ursache für Lebererkrankungen. Übermäßiger Alkoholkonsum führt zu Schäden und Entzündungen der Leber. Ein Patient mit dieser Krankheit hat in der Regel über längere Zeit Alkohol missbraucht und führte sein Körper in Leberversagen. Manchmal kann diese Krankheit im Frühstadium gefangen werden und kann verlangsamt werden, wenn der Alkoholkonsum eingestellt wird. Hepatitis durch Alkohol ist eine toxische Hepatitis.

Alkohol ist nicht die einzige Ursache der toxischen Hepatitis. Verschiedene andere Chemikalien können die Leber schädigen und entzünden. Zu diesen Chemikalien gehören rezeptfreie und verschreibungspflichtige Medikamente, Kräuter- und Nahrungsergänzungsmittel sowie Industriechemikalien wie Herbizide und Reinigungsmittel.

## Autoimmun-Auswirkungen

Wenn Ihr Immunsystem anfängt, sich selbst anzugreifen, spricht man von einer Autoimmunhepatitis oder Autoimmunleberkrankheit. Manchmal ist nicht bekannt, warum das Immunsystem die Leber und den Körper angreift, während es manchmal auf eine Quelle zurückgeführt werden kann. Es gibt zum Beispiel bestimmte Gene, die dies verursachen können. Nach einem längeren Angriff des Immunsystems wird die Leber schließlich entzündet und geschädigt. Die primär sklerosierende Cholangitis und die primär biliäre Zirrhose sind Beispiele für Autoimmunerkrankungen, die diese Form der Lebererkrankung verursachen können.

## Genetische Störungen

Gene und genetische Störungen werden oft vererbt und führen zu verschiedenen Formen von Lebererkrankungen. In den Familien gibt es oft Generationsprobleme mit der Leberfunktion. Einige dieser genetisch bedingten Lebererkrankungen sind die Wilson-Krankheit, Hyperoxalurie und Hämochromatose. Wenn ein Patient an einer dieser Arten von Krankheiten leidet, bilden sich verschiedene Substanzen in der Leber. Kupfer baut sich zum Beispiel bei Patienten mit Morbus Wilson in der Leber auf.

## Wucherungen, Tumore und Krebs

Die Leber kann auch eine Vielzahl von Wucherungen und Tumoren sowie Krebs aufweisen. Die Geschwülste können sowohl nicht-karzinomatös und gutartig als auch krebsartig oder bösartig sein. Die Hepatozyten, die Zellen in der Leber, verursachen einen Leberkrebs, der als hepatozellulärer Krebs bezeichnet wird. Ein gutartiger Tumor ist manchmal ein Leber-Adenom. Ein anderer gutartiger Tumor ist ein Leberabszess. Ein Leberabszess verursacht die Bildung von Eiter im Gewebe der Leber. Krebs im Gallengang kann die Leber an einer ordnungsgemäßen Funktion hindern, aber er kann sich auch auf die Leber ausbreiten.

**Zirrhose**

Wenn die Leber vernarbt und das Gewebe zerstört wird, spricht man von einer Leberzirrhose. Dies ist das Endstadium der Lebererkrankung. Lange Zeiträume der Lebererkrankung oder der Alkoholhepatitis sind zwei der häufigsten Gründe für das Auftreten einer Zirrhose. Tritt sie auf, kann sie nicht mehr rückgängig gemacht werden. Eine Zirrhose führt schließlich zum Tod.

**Pädiatrische Leberkrankheiten**

Bei Säuglingen und Kindern kann die Leber Symptome zeigen, aber typischerweise nur dann, wenn sie stark geschädigt ist. Dies liegt daran, dass sich die Leber regenerieren kann und ihre Reservekapazität besonders bei Kindern groß ist. Zu den Lebererkrankungen, die bei Kindern häufig auftreten, gehören gutartige Tumore, hepatisches Hämangiom, Langerhans-Zell-Histiozytose, Alagille-Syndrom, progressive familiäre intrahepatische Cholestase, biliäre Atresie und Alpha-1-Antitrypsin-Mangel. Gutartige Tumore gelten als angeboren und sind die vorherrschende Form von Lebertumoren bei Kindern.

Eine polyzystische Lebererkrankung ist eine weitere Erkrankung, die mit der Schwangerschaft beginnt und sich während des gesamten Lebens der Patientin aufbaut. Es handelt sich um eine genetische Krankheit, d.h. sie verläuft in der Familienlinie. Bei dieser Erkrankung treten im Lebergewebe mehrere Zysten auf. Diese Zysten treten typischerweise erst später im Leben auf. Sie sind zudem typischerweise asymptomatisch. Alle diese Krankheiten, einschließlich der oben aufgeführten, können zu einer Störung des Leberprozesses führen.

## Signale von Leberproblemen

Der Grad und die Symptome, die bei Lebererkrankungen auftreten, sind von Person zu Person und von Krankheit zu Krankheit unterschiedlich. Trotzdem führt die daraus resultierende Wirkung auf die Leber zu häufigen Anzeichen, auch wenn keine anderen Symptome vorliegen. Dies gilt insbesondere dann, wenn sich die Krankheit in einem frühen Stadium befindet.

## Gelbsucht oder vergilbte Augen und Haut

Eines der häufigsten Signale, dass mit der Leber etwas nicht in Ordnung ist, ist die Verfärbung der Augen und der Haut. Ein Patient, der an einer Leberkrankheit leidet, hat oft eine gelbe Färbung im Augenweiß und in der gesamten Haut. Die vergilbte Hautfarbe und die Augenverfärbung werden als Gelbsucht bezeichnet. Wenn sich das Blut auflöst, bilden die roten Blutkörperchen Bilirubin, das der Körper zur Ausscheidung benötigt. Dieses wird in der Regel durch die Galle entfernt. Wenn die Leber nicht richtig funktioniert, scheidet sie dieses nicht aus und verursacht dadurch die Verfärbung, weil das Bilirubin beginnt, sich im ganzen Körper aufzubauen. Zusätzlich zur gelben Farbe kann die Haut juckend werden.

## Dunkler Urin und / oder heller Stuhl

Außerdem können sich die Gelbfärbung von Haut und Augen, Stuhl und Urin verfärben. Die Galle verlässt den Körper in der Regel über den Stuhl und zum Teil über den Urin, über den das Bilirubin normalerweise ausgeschieden wird. Das Bilirubin und die Galle sind der Grund für die braune Farbe des Stuhls. Wenn die Leber nicht funktioniert und sich Bilirubin im Körper bildet, wird es nicht über den Stuhl oder Urin ausgeschieden. Wenn dies geschieht, wird die Stuhlfarbe blasser. Die Nieren beginnen, das überschüssige Bilirubin zu kompensieren und versuchen, es verstärkt über den Urin auszuspülen. Dadurch wird die Farbe des Urins dunkler.

## Schmerzen in der Leber

Die Intensität und Art der Schmerzen in der Leber kann variieren und kommt nicht bei jeder Lebererkrankung vor. Der Leberschmerz befindet sich unterhalb des rechten Brustkorbs, oben rechts im Bauchraum. Die Leber der meisten Menschen sitzt an dieser Stelle im Körper. Ein kleiner Teil der Leber reicht zwar über die Körpermitte bis in den linken Oberbauch, so dass auch hier Schmerzen auftreten können, aber sie sind selten.

## Leichte Verletzungen

Ein weiteres Signal, dass mit der Leber etwas nicht stimmt, ist die Möglichkeit, leicht Blutergüsse zu bekommen. Dieses Symptom kann mit einer Vielzahl von Problemen zusammenhängen, so dass es nicht direkt mit einer Lebererkrankung in Verbindung gebracht werden kann; es kann jedoch darauf hinweisen, dass mit der Leber etwas nicht stimmt. Dies ist besonders wahrscheinlich, wenn leichte Blutergüsse neben einem der anderen oben aufgeführten Symptome auftreten. Die Blutgerinnung wird zum Teil von der Leber kontrolliert, wenn sie richtig funktioniert. Wenn dies nicht der Fall ist, kann die Leber möglicherweise nicht genügend Proteine produzieren, um das Blut gerinnen zu lassen und Blutergüsse zu verhindern. Deshalb können Blutergüsse leicht auftreten, auch wenn die Verletzung nur geringfügig war.

## Zusätzliche Signale, auf die man achten muss:

- Extreme Müdigkeit oder Abgeschlagenheit.
- Schwellung des Abdomens mit überschüssiger Flüssigkeit oder Aszites.
- Zusätzliche Schwellung mit überschüssiger Flüssigkeit nicht im Bauchraum.
- Kein oder wenig Appetit.
- Episoden von Erbrechen oder Übelkeit.

**Diagnose der Leberkrankheit**

Tests werden normalerweise bei Verdacht auf eine Lebererkrankung durchgeführt. Diese Tests umfassen in der Regel Blutuntersuchungen. Diese Tests suchen nach spezifischen Markern. Beispielsweise zeigt sich eine Entzündung oder Verletzung in der Reaktion der Leber durch die Produktion von Akute-Phase-Reaktanten.

# Kapitel 3: Was ist eine Leber-Entgiftung?

Bevor Sie sich auf eine Leber-Entgiftung einlassen, ist es wichtig, dass Sie sich über die verschiedenen Formen einer Entgiftung und die damit verbundenen Vorsichtsmassnahmen informieren. Leberspülungen reinigen oder Entgiftungen, Begriffe, die typischerweise austauschbar verwendet werden, sind eine Methode, die Ihre Leber bei der Entfernung von Giftstoffen unterstützt. Einige Programme behaupten sogar, dass sie Gallensteine entfernen kann!

Bevor Sie mit einem Leber-Entgiftungsprogramm beginnen, sollten Sie überprüfen, welche Symptome auftreten könnten, welche Anzeichen Sie beachten müssen, die auf eine unerwünschte Reaktion hinweisen, und was zu potenziell schädlichen Situationen führen könnte.

Es gibt viele Entgiftungen oder Spülungen, aus denen Sie wählen können, und diese Vielfalt öffnet die Tür für einige Pläne, die als sicher und wirksam bezeichnet werden können, wenn sie in Wirklichkeit schädlich und unwirksam sind. Seien Sie sich bewusst, welche Wahlmöglichkeiten es gibt, und nutzen Sie Ihr bestes Urteilsvermögen, bevor Sie einen neuen Ernährungs- oder Lebensstilplan beginnen.

**Die häufigsten Entgiftungen der Leber**

1.  Master Cleanse, alias die Limonaden-Diät
Bei dieser Diät, die sich auf leichte Ernährung konzentriert, trinken die Teilnehmer zehn Tage lang nur ein spezielles Zitronengetränk, während sie mit Abführmitteln und Salzwasser zur Unterstützung des Stuhlgangs ergänzt werden. Hungerkuren sind aus einer Vielzahl von Gründen beliebt, aber leider bringen

sie Ihrem Körper mehr Schaden als Nutzen. Sie verlangsamen Ihren Stoffwechsel und können andere gesundheitliche Probleme wie Dehydrierung und gestörte Mikroorganismen verursachen. Die Verwendung von Abführmitteln kann die Elektrolyte senken und den Stuhlgang stören. Abführmittel können auch die normale Aktivität der Mikroorganismen unterbrechen und die Verdauungsfunktionen stören. Eine weitere potenziell tödliche Nebenwirkung dieser Diät, insbesondere bei wiederholter Anwendung, ist ein erhöhter Säuregehalt im Blut, der als metabolische Azidose bezeichnet wird. Diese Diät kann das Gleichgewicht von Basen und Säuren im Körper stören, was zu schweren gesundheitlichen Komplikationen führen kann. Eine weitere Komplikation ist die Bildung von Gallensteinen. Schließlich kann der übermäßige Gebrauch von Abführmitteln Schäden im Magen-Darm-Trakt verursachen und eine Abhängigkeit von Abführmitteln zur Beseitigung entwickeln.

2. Darmspülung, auch bekannt als Colon

Wie bei einem Einlauf wird bei dieser Spülung Wasser durch einen Schlauch geleitet, der in den Enddarm eingeführt wird, um den Dickdarm auszuspülen. Der Zweck besteht darin, die Entfernung von Giftstoffen, die sich im Dickdarm angesammelt haben, zu unterstützen. Das Problem bei dieser Art von Spülung sind die unangenehmen Nebenwirkungen. Beispielsweise wird von Erbrechen, Übelkeit, Blähungen und Krämpfen berichtet, selbst wenn ein erfahrener Fachmann den Eingriff vornimmt. Dehydrierung ist eine weitere häufige Nebenwirkung. Schwerwiegendere Gesundheitsprobleme sind perforierter Darm, Darm- oder Darminfektionen und gefährlich veränderte Elektrolytwerte.

3. Gallenblase oder Leberspülung

Diese Entgiftung wird Randolph Stone zugeschrieben. Stone wies seine Teilnehmer an, hauptsächlich Äpfel zu essen und Apfelsaft zu trinken. Sie sollten nur Obst und Gemüse essen und Kräutertee und Olivenöl trinken. Außerdem sollten sie ein Abführmittel injizieren, typischerweise Wasser mit Bittersalz. Diese Form der Entgiftung ist gefährlich, weil es sich um eine Form des Fastens handelt und auch Abführmittel übermässig verwendet werden. Beide Praktiken können sehr gefährlich für Ihre Gesundheit sein. Außerdem kann eine solche gezielte Behandlung der Leber möglicherweise einen Gallenstein aus der Gallenblase freisetzen. Bei Menschen, die Gallensteine haben, werden diese oft erst dann wahrgenommen, wenn sie sich im Gang der Gallenblase festgesetzt haben. Wenn dies eintritt, ist es sehr schmerzhaft und eine Notoperation erforderlich.

4. Essen Sie leberreinigende Nahrung, auch bekannt als Entgiftungsdiät

Einige Lebensmittel sind mit zusätzlichen Giftstoffen belastet, die die Leber "verstopfen" können. Zum Beispiel können Lebensmittel wie Zucker, Chemikalien, Fett und Alkohol die Leber belasten. Bei dieser Ernährung sollten solche Lebensmittel vermieden werden. Stattdessen konzentrieren sich die Teilnehmer auf Nahrungsmittel, die die Leber unterstützen, wie Äpfel, Walnüsse, Artischocken, Löwenzahn, Grapefruit und Zitrone. Dies ist ein sicherer Ansatz zur Entgiftung, insbesondere wenn er mit einer angemessenen Zufuhr von Kalorien, Kohlenhydraten und Proteinen einhergeht.

**Kräuterzusätze für die Entgiftung**

Viele Nutrazeutika stehen zur Unterstützung der Leber-Entgiftung zur Verfügung. So unterstützen beispielsweise Kurkuma, Vitamin C, N-Acetyl-Cystein, Alpha-R-Liponsäure und Mariendistel nachweislich die Leber. Auf zellulärer Ebene unterstützen die verschiedenen Nahrungsergänzungsmittel die Entgiftung der Leber. Darüber hinaus können sie vor Schäden schützen. Es ist möglich, eine Empfindlichkeit oder Allergie gegen die verschiedenen Kräuterzusätze zu haben. Bevor Sie etwas Neues einnehmen, sollten Sie die Gebrauchsanweisung lesen und sich an sie halten. Achten Sie auch auf jede Reaktion oder unerwünschte Wirkung, die sie verursachen kann.

**Häufige Entgiftungssymptome**

Zusätzlich zu den oben beschriebenen Symptomen sind die folgenden Symptome bei einer Leber-Entgiftung häufig anzutreffen:

- Influenza oder Erkältung
- Verstopfung der Nebenhöhle
- Schlafprobleme
- Schmerzender Körper
- Schlecht riechender Kot
- Durchfall
- Husten
- Geistiger Nebel oder Verwirrung
- Reizbarkeit
- Ängstlich
- Schwindelanfälle
- Akne
- Reaktionen der Haut
- Intensiver oder unterschiedlicher Körpergeruch
- Extreme Müdigkeit oder Abgeschlagenheit

Meistens sind diese Symptome ein Anzeichen dafür, dass Ihr Körper Giftstoffe aus den Fettzellen im gesamten Blutkreislauf ausscheidet. Wenn die Symptome nicht schwerwiegend sind, klingen sie normalerweise ab, wenn der Körper alle Giftstoffe entfernt hat.

Es ist typisch, dass einige Menschen anders auf die Reinigung reagieren als andere. Bevor Sie mit einer Leber-Entgiftung beginnen, sollten Sie unbedingt Ihren Arzt konsultieren. Suchen Sie die Unterstützung und Beratung eines Arztes, insbesondere wenn Sie an einer oder mehreren der folgenden Erkrankungen leiden:

- Chronische Leber- oder Nierenerkrankung.
- Probleme mit dem Dickdarm, einschließlich Dickdarmkrebs, Morbus Crohn, Divertikulitis oder Reizdarmsyndrom.
- Senioren oder Kinder.
- Stillende oder schwangere Frauen.
- Herzerkrankungen.
- Hypoglykämie.
- Diabetes.

**Die beste Entgiftungslösung für Sie**

Die vorteilhafteste Entgiftung, Spülung oder Reinigung, die Sie zur Unterstützung und Heilung Ihrer Leber durchführen können, ist es, die besten Nahrungsmittel zu essen und die besten Getränke zu trinken, um Ihre Leber zu unterstützen und zu erleichtern. Das bedeutet, dass man sich auf nahrhafte Lebensmittel konzentriert, einschließlich ausreichender Mengen an Wasser. Es ist wichtig, Fasten- oder Hungerkuren zu vermeiden, einschließlich der Verwendung von Abführmitteln. Diese sind für Ihren Körper, einschließlich der Leber, nicht vorteilhaft. Wenn Sie sich für ein pflanzliches Nahrungsergänzungsmittel entscheiden, stellen Sie sicher, dass

Sie eine seriöse Marke und Quelle wählen, um Ihre Leber zu schützen und zu unterstützen.

Es ist nicht einfach, die Leber zu entgiften, und manchmal ist es kein angenehmer Prozess. Aber das Ergebnis kann entscheidend für Ihre Langlebigkeit und Ihre allgemeine Gesundheit sein. Trotz der vielen Optionen, die für eine Leber-Entgiftung zur Verfügung stehen, gibt es einige, die nicht so sicher sind wie andere. Bevor Sie sich einem strengen Regime widmen, sollten Sie den Plan gründlich durchlesen und auf negative Nebenwirkungen achten, die Sie erleben. Dies ist besonders wichtig, wenn Sie an einer chronischen Krankheit leiden. Wenn Sie an einer solchen Erkrankung leiden, stellen Sie sicher, dass Sie auch eng mit Ihren medizinischen Betreuern zusammenarbeiten, damit Sie an einer sanften und gesunden Methode teilnehmen können, die für Sie am besten und effektivsten ist.

# Kapitel 4: Die Vorteile einer Leber-Entgiftung

Es ist üblich, Leber-Entgiftungen außer Acht zu lassen, aber es gibt mehrere Vorteile, die mit dieser Praxis verbunden sind. Sie spornt zu einer gesunden Ernährung an und hilft Ihnen auch, unerwünschtes oder nicht benötigtes Gewicht zu verlieren. Im Folgenden sind einige der häufigsten Vorteile einer Leber-Entgiftung aufgeführt:

Sie verlieren unerwünschtes und unbenötigtes Gewicht.

Fett wird im Verdauungssystem durch die Galle, die in der Leber produziert wird, abgebaut. Wenn Sie eine Gewichtsabnahme anstreben, könnte der Beginn einer Leber-Entgiftung ein guter Ausgangspunkt sein, da dieser Prozess die Gallenproduktion fördert.

**Unterstützen Sie das Immunsystem.**

Um ein starkes Immunsystem zu haben, muss Ihre Leber gesund sein. Denn eine der vielen Aufgaben der Leber besteht darin, Giftstoffe in Ihrem Körper abzubauen. Eine Leber-Entgiftung kann zu einer Stärkung Ihres Immunsystems führen.

Das Risiko von Lebersteinen wird minimiert.

Ein zu hoher Cholesterinspiegel in der Nahrung kann zur Entstehung von Lebersteinen führen. Die Galle verhärtet sich, wenn zu viel Cholesterin vorhanden ist, und diese verhärtete Galle verwandelt sich in kleine Steine. Diese kleinen Steine können dann die Funktion von Gallenblase und Leber einschränken. In manchen Fällen können bis zu 300 Lebersteine die Funktion der Leber beeinträchtigen! Während einer Leber-

Entgiftung ist es möglich und wahrscheinlich, 100 bis 300 Lebersteine aus Ihrem Körper zu entfernen.

**Eine Ganzkörper-Entgiftung wird unterstützt.**

Giftstoffe sind aufgrund ihrer Rolle für die Funktion des Körpers immer auf einem bestimmten Niveau in Ihrer Leber vorhanden. Sie ist darauf ausgerichtet, Giftstoffe auszuscheiden, indem sie in ein Nebenprodukt umgewandelt werden, das für Ihren Körper unschädlich ist. Ein gesundes Maß an Giftstoffen ist normal und stellt in der Regel kein Problem für Ihren Körper dar. Die Probleme beginnen, wenn sich die Giftstoffe ansammeln. Um sicherzustellen, dass Ihre Leber so funktioniert, wie sie sollte, müssen Sie Ihre Leber entgiften.

**Die Energie wird erhöht.**

Nachdem die Leber die Giftstoffe in ein harmloses Nebenprodukt abgebaut hat, werden einige der Nebenprodukte im Körper als Nährstoff verwendet. Wenn die Leber jedoch durch Probleme wie Lebersteine oder Giftablagerungen blockiert ist, gelangen diese wichtigen Nährstoffe nie in Ihr Blut. Wenn Ihr Blut nicht die benötigten Nährstoffe erhält, kann es zu Ermüdungserscheinungen kommen. Um Ihre Energie zu steigern, entgiften Sie Ihre Leber. Neben dem Energieschub werden Sie auch wissen, dass Ihr Körper die Nährstoffe erhält, die ihm vorher fehlten.

**Die Vitalität verbessert sich.**

Um zu Ihrem Idealzustand zurückzukehren, ist eine Leber-Entgiftung notwendig. Ihre Haut wird gesünder und strahlender aussehen, wenn Sie Ihre Giftstoffe, die sich in der Leber angesammelt haben, reduzieren. Ihr Körper wird besser auf Bewegung reagieren, wenn Sie die Gallenproduktion unterstützen. Einige Patienten und Teilnehmer fühlen sich und scheinen fünf Jahre jünger zu sein, wenn sie eine Leber-Entgiftung abschließen!

# Kapitel 5: Wie Sie Ihre Leber durch die Ernährung entgiften

Die Zugänglichkeit von Fastfood, das oft ungesund und schnell ist, erschwert jede Änderung der Ernährung oder des Lebensstils. Um Änderungen in Ihrer Ernährung vorzunehmen, müssen Sie sich zurückhalten und sich selbst zur Verantwortung ziehen. Wenn Sie dies tun können, können Sie in vielen Bereichen Ihrer allgemeinen Gesundheit lebensverändernde Vorteile erfahren. Um Ihre Leber durch eine Diät zu entgiften, beachten Sie die folgenden Tipps:

**Tipp 1: Eliminieren oder Minimieren Sie Nahrungsmittel, die für Ihren Körper giftig sind.**

Einige Lebensmittel wirken sich gegen Ihre Lebergesundheit aus, wie z.B. verarbeitete Lebensmittel, wenn Ihre Ernährung viele dieser Lebensmittel häufig enthält. Verarbeitete Lebensmittel enthalten Zutaten wie raffinierten Zucker und hydrierte Öle. Lebensmittel wie verarbeitetes Lunchfleisch und Fertiggerichte sind für ihre Toxizität und ihre schädlichen Auswirkungen auf Ihren Körper bekannt. Hydrierte Öle oder Transfette enthalten erhöhte Mengen an gesättigten Fetten. Die chemische Struktur des Öls wurde so entwickelt, dass die Lebensdauer des Produkts, dem es zugesetzt wird, verbessert wird. Eine Ernährung, die reich an Transfettsäuren ist, erhöht die Wahrscheinlichkeit von Herzerkrankungen um über 25%. Darüber hinaus wird theoretisch angenommen, dass Transfettsäuren zu Entzündungen im Körper führen, weil sie das Immunsystem beeinträchtigen.

Andere schwerwiegende Gesundheitszustände werden mit Lebensmitteln wie Lunchfleisch, Fastfood und Fertiggerichten in

Verbindung gebracht, die häufig zugesetzte Nitrite und Nitrate enthalten. Der Zweck dieser Zusatzstoffe ist es, die Farbe in den Lebensmitteln zu erhalten, das Wachstum von Bakterien zu verhindern und die Haltbarkeit des Produkts zu erhöhen. Anstatt diese Art von Lebensmitteln zu konsumieren, müssen Sie sie durch gesündere Optionen ersetzen, die Ihre Leberfunktion unterstützen. Es erfordert manchmal ein wenig Kreativität, um gesündere Optionen zu schaffen, um diese ungesunden Nahrungsmittel nachzuahmen und zu ersetzen, aber Sie können Mahlzeiten entwickeln, die Sie und Ihre Familie voller Geschmack finden und Ihre Leber unterstützen.

Schneiden Sie zum Beispiel statt des Kaufs von verarbeitetem Lunchfleisch Ihren eigenen gebratenen Truthahn oder Ihr eigenes Huhn in Scheiben. Hausgemachte Müsliriegel, gemischte Nüsse, Karotten- und Selleriestangen und frisches Obst sind gute Möglichkeiten, eine Tüte oder eine Handvoll Chips zu ersetzen. Anstatt eine Schachtel Makkaroni mit Käse herzustellen, sollten Sie ein Rezept für eine gesunde Alternative wie käsigen Spaghetti-Kürbis finden. Kalium, Pantothensäure, Mangan, B-Vitamine und Niacin sind alle in Spaghetti-Kürbis enthalten. Darüber hinaus ist Spaghetti-Kürbis arm an gesättigten Fetten und Kalorien. Sie können eine Garnierung aus zerkleinerten Walnüssen hinzufügen, um einen Punsch aus Antioxidantien und Omega-3-Fettsäuren zu erhalten, die auch Ihre Herzgesundheit unterstützen.

Wenn Sie verarbeitete Lebensmittel essen, müssen Sie nicht nur Ihre Ernährung ändern, sondern auch sicherstellen, dass Ihre Verdauungsenzyme richtig funktionieren. Wenn Ihre Leber-Enzyme nicht im Gleichgewicht sind, können Sie Leber- und Verdauungskrankheiten wie Morbus Crohn entwickeln.

## Tipp Nr. 2: Saft aus Rohkost ist eine effektive Methode zur Nährstoffversorgung

Eine Leber-Entgiftung erfordert eine große Anzahl von rohem Gemüse in Ihrer Ernährung, aber eine Erhöhung auf die erforderlichen Portionen kann für manche Menschen unmöglich sein. Um Ihnen zu helfen, die benötigten Gemüseportionen auf einfache Weise zu erhalten, ist es sinnvoll, rohes Gemüse zu entsaften. Ein Glas frischer, roher Gemüsesaft kann bis zu fünf Portionen Rohkost liefern, die Sie benötigen. Wenn Sie nicht gerne rohes Gemüse essen, kann Saft eine schmackhaftere und einfachere Methode sein, um die benötigten Nährstoffe zu erhalten.

Ein weiterer Vorteil von Rohkostsaft ist, dass er für Ihre Leber leichter verdaulich ist. Außerdem werden die im Gemüse enthaltenen Nährstoffe für Ihren Körper leichter absorbiert. Zu den vorteilhaftesten Gemüsesorten bei der Leber-Entgiftung gehören Rosenkohl, Blumenkohl und Kohl. Der Geschmack dieser Gemüse klingt vielleicht nicht gerade appetitlich, aber Sie können andere Rohkost beifügen, um den Geschmack zu verändern. Zu den Gemüsesorten, die sich gut für zusätzliche Nährstoffe und Geschmack hinzufügen lassen, gehören Blattgemüse, Rüben, Gurken und Karotten. All diese Gemüse tragen zur Entwicklung eines ausgewogenen pH-Wertes bei, indem sie den Säuregehalt im Körper senken.

Um eine Geschmackskombination zu finden, die Sie bevorzugen, müssen Sie etwas experimentieren. Erwägen Sie die Zugabe anderer frischer, roher Säfte oder frischer Kräuter, um einen einzigartigen Geschmack zu entwickeln. Einige geschmackliche Kräuter sind Minze und Petersilie. Einer der vorteilhaftesten Rohkostsäfte für die Leber-Entgiftung stammt aus biologischen

Karotten. Beta-Carotin, ein Nährstoff, der sich in Vitamin A umwandelt, ist in Karotten enthalten. Vitamin A ist für die Ausschwemmung von Giftstoffen aus Ihrem Körper unerlässlich und reduziert das Leberfett. Die Ingwerwurzel ist ein weiterer nützlicher Zusatz zu rohem Gemüsesaft. Ingwer unterstützt die Verdauung und wirkt entzündungshemmend. Orangen fügen dem Saft auch einen tollen, süßen und/oder würzigen Geschmack hinzu. Zusätzlich liefern Orangen Vitamin B6, Vitamin A und Vitamin C.

Gemüsesaft enthält eine große Menge an Ballaststoffen. Hohe Mengen an Ballaststoffen unterstützen Ihre Verdauung und beschleunigen Ihren Ausscheidungsprozess. Eine rasche Ausscheidung von Giftstoffen bedeutet, dass Ihr Körper keine Zeit hat, diese zu speichern, die sich aufstauen und Ihnen schaden können.

## Tipp Nr. 3: Kaliumreiche Nahrungsmittel sind unverzichtbar

Sie müssen täglich mehr als 4.500 Milligramm Kalium zu sich nehmen. Sind Sie sicher, dass Sie diese Empfehlung konsequent umsetzen? Wahrscheinlich nicht! Nahrungsmittel, die einen höheren Kaliumgehalt haben, helfen Ihnen, Ihren Cholesterinspiegel zu senken, unterstützen Ihre Herzgesundheit, unterstützen Ihre Leberreinigung und senken Ihren systolischen Blutdruck. Es gibt Kaliumzusätze, aber Sie sollten versuchen, Ihre Kaliumempfehlung durch gesunde Nahrungsmittel wie Süßkartoffeln, Tomatensaucen, Grüngemüse, Bohnen, Bananen und Melasse zu erhalten.

### Süsskartoffel

Viele Menschen denken sofort, dass sie mehr Bananen essen müssen, um ihre Kaliumaufnahme zu erhöhen; in Wirklichkeit sind jedoch Süßkartoffeln die reichste Kaliumquelle. Neben Beta-Carotin und einem hohen Anteil an Ballaststoffen liefert eine mittelgrosse Süsskartoffel etwa 700 Milligramm Kalium. Süßkartoffeln sind ebenfalls kalorienarm, enthalten aber einen hohen Gehalt an Eisen, Magnesium und den Vitaminen B6, C und D. Süßkartoffeln haben auch einen natürlichen süßen Geschmack aus natürlichen Zuckern. Die natürlichen Zucker werden dank der Funktion der Leber langsam durch die Blutbahn verteilt. Das Schöne an diesem natürlichen Prozess ist, dass er sich selbst reguliert und so Blutzuckerspitzen verhindert, die raffinierte Zucker verursachen.

**Tomatensauce**

Tomaten enthalten auch mehrere Nährstoffe, darunter Kalium. Wenn Tomaten als Paste, Püree oder Sauce geliefert werden, sind die Vorteile von Tomaten stärker konzentriert. Eine Tasse frische Tomaten enthält zum Beispiel etwa 400 Milligramm Kalium, aber eine Tasse pürierte Tomaten enthält über 1.000 Milligramm! Um sicherzustellen, dass Sie den größten Nutzen aus einer Paste, einem Püree oder einer Sauce ziehen, wählen Sie biologische Tomatenprodukte.

Wenn Sie beabsichtigen, Ihr eigenes Konzentrat herzustellen, sollten Sie das folgende Rezept in Betracht ziehen, um den größten Nutzen aus Ihrer Anstrengung und den Nährstoffen der Frucht zu ziehen:

*Zutaten:*
Bio-Tomaten, halbiert
*Zubereitung:*
Erwärmen Sie Ihren Ofen auf 425 Grad Fahrenheit. Legen Sie die halbierten Tomaten mit der Vorderseite nach unten auf ein Backblech.

Braten Sie die Tomaten, bis die Haut zu schrumpfen beginnt. Nehmen Sie die Pfanne aus dem Ofen und lassen Sie die Tomaten abkühlen.

Sobald sie abgekühlt sind, kneifen oder schieben Sie die Schale ab und legen Sie das Fleisch in einen Mixer oder eine Küchenmaschine. Tomaten pulsieren, um sie sanft zu zerdrücken. Die zerkleinerten, gerösteten Tomaten in ein Sieb oder Sieb geben, um die Kerne zu entfernen, wenn Sie dies bevorzugen. Passieren Sie sie so oft Sie wollen oder brauchen.

Gießen Sie die passierte Mischung in einen holländischen Ofen oder in einen großen Suppentopf auf Ihrer Herdplatte. Lassen Sie die Soße bis zu 2 Stunden oder bis die Soße dickflüssig ist, köcheln. Denken Sie daran, dass die Soße auch nach dem Herausnehmen aus der Hitze noch dicker wird, also hören Sie auf zu kochen, kurz bevor die Soße die von Ihnen bevorzugte Konsistenz erreicht.

**Blattgrün**

Eine Tasse Spinat oder Rübengrün enthält eine große Anzahl von Antioxidantien und mehr als 1.300 Milligramm Kalium. Diese Inhaltsstoffe lassen sich leicht in die Rohkost einarbeiten und können die Leber kräftig unterstützen. Um diese in Ihre Ernährung aufzunehmen, schneiden Sie das Gemüse und fügen Sie es Ihrer Saftmischung hinzu oder streuen Sie es über Salate. Sie können sie auch schnell auf dem Herd anbraten. Zusätzlich fördert das Rübengrün den Gallenfluss und reinigt die Gallenblase auf natürliche Weise.

**Bohnen**

Es gibt mehrere gesunde Bohnen, aus denen Sie wählen können, um Ihre Ernährung zu ergänzen. Bohnen enthalten neben

Ballaststoffen und Eiweiß eine große Menge an Kalium. Bohnen wie Limabohnen, Kidneybohnen und weiße Bohnen sind allesamt großartige Optionen und gute Alternativen zu anderen Bohnen, wie zum Beispiel Kichererbsen. Anstatt Hummus aus Kichererbsen herzustellen, probieren Sie eine der anderen Bohnen in Ihrem Rezept und genießen Sie Ihre neue Kreation mit Sellerie- und Karottenstäbchen.

**Melasse**

Nicht jede Melasse ist die beste Kaliumquelle; jedoch kann Schwarzbandmelasse einen erheblichen Teil des empfohlenen Tageswertes an Kalium zusätzlich zu anderen Nährstoffen wie Kupfer, Mangan, Kalzium und Eisen liefern. Tatsächlich liefern nur 2 Teelöffel Schwarzbandmelasse etwa zehn Prozent der empfohlenen Kaliummenge.

Eine einfache Möglichkeit, Schwarzbandmelasse in Ihre Ernährung zu integrieren, besteht darin, andere Süßstoffe zu ersetzen, die Sie verwenden. Verwenden Sie sie in einem Brei aus Quinoa, auf Haferflocken in Stahlschnitten oder machen Sie daraus eine hausgemachte BBQ-Sauce. Selbst das Einrühren der beiden Teelöffel in den Morgenkaffee ist eine ausgezeichnete Methode, um sowohl Süße als auch Nährstoffe hinzuzufügen. Der zusätzliche Vorteil der Zugabe von Schwarzbandmelasse zu Ihrem Kaffee besteht darin, dass sie das Aroma bereichert und gleichzeitig den säuerlichen Geschmack reduziert.

**Banane**

Bananen sind reich an Kalium. Eine einzige mittelgroße Banane zu einem Smoothie zu geben, ist eine gute Möglichkeit, den Kaliumgehalt zu erhöhen und das Getränk zu süßen. Eine mittelgroße Banane liefert etwa 470 Milligramm Kalium, unterstützt die Verdauung und befreit Ihren Körper von

Schwermetallen und Giftstoffen. Wenn Sie eine Leber-Entgiftung durchlaufen, sind diese Vorteile unerlässlich. Achten Sie darauf, dass Sie immer genügend Bananen zur Hand haben, die Sie Ihren Nahrungsmitteln beifügen oder während der Entgiftung zu sich nehmen können.

**Tipp Nr. 4: Kreieren Sie einen Einlauf mit Kaffee**

Ein Einlauf hilft bei Verstopfung, aber ein Einlauf mit Kaffee hilft Ihnen auch, mehr Energie zu gewinnen und Ihre Leber-Entgiftung zu unterstützen. Einläufe zielen auf den unteren Teil des Dickdarms ab. Es gibt viele Möglichkeiten und Ressourcen, um Ihnen zu Hause zu helfen, sie im Gegensatz zu anderen Eingriffen, wie z.B. einem Dickdarm, zu vervollständigen. Der Dickdarm zielt auf den gesamten Darm ab und erfordert die Hilfe eines Fachmanns. Dadurch wird ein Einlauf zu einer leichter zugänglichen und "attraktiven" Maßnahme zur Unterstützung Ihrer Leber-Entgiftung. Sie können ein Einlaufset in den meisten Drogen- oder Lebensmittelgeschäften kaufen.

Bei einem Kaffeeeinlauf wird Bio-Kaffee in Ihrem Darm aufbewahrt. Indem er in Ihrem unteren Teil des Dickdarms aufbewahrt wird, ermöglicht er der Darmwand, die Kaffeeflüssigkeit aufzunehmen und zur Leber zu transportieren. Die Aufnahme des Bio-Kaffees stimuliert die Produktion und den Fluss der Galle. Dieser Stimulationskick setzt Ihre Leber und Ihre Gallenblase in Gang. Wenn Ihre Leber und Ihre Gallenblase in Gang gesetzt werden, beginnen Sie, Glutathion zu produzieren, eine chemische Verbindung, die ein starker Reiniger ist. Diese chemische Verbindung hilft bei der Beseitigung der toxischen Ablagerungen in Ihrem Körper.

Die schnelle Ausscheidung von Giftstoffen ist während der Entgiftung der Leber unerlässlich. Um sich einen Kaffeeeinlauf zu verabreichen, kochen Sie drei Tassen destilliertes oder gefiltertes Wasser mit 2 Esslöffeln gemahlenem, organischem Kaffee auf. Sobald die Mischung zum Kochen kommt, reduzieren Sie die Hitze und lassen Sie den Kaffee etwa 15 Minuten köcheln. Danach lassen Sie die Mischung auf Raumtemperatur abkühlen. Sobald die Kaffeemischung vollständig abgekühlt ist, wird sie durch ein Käsetuch gesiebt, um alle Ablagerungen aus der Flüssigkeit zu entfernen. Verwenden Sie diese Flüssigkeit in Ihrem Einlaufset. Sobald die Flüssigkeit eingefüllt ist, versuchen Sie, die Flüssigkeit bis zu 15 Minuten lang darin zu halten. Wenn Sie 15 Minuten oder Ihr Limit erreicht haben, lassen Sie die Flüssigkeit los.

## Tipp Nr. 5: Hinzufügen von Kurkuma, Löwenzahn und Mariendistel sind vorteilhaft

### *Kurkuma*

Verschiedene Gesundheitszustände, wie chronische Schmerzen, Prostatagesundheit, Brustgesundheit, Osteoarthritis, Depressionen, Krebs und Alzheimer, sind Gegenstand der aktuellen wissenschaftlichen Forschung über die Wirkung von Kurkuma auf diese Zustände. Vorläufige Ergebnisse zeigen bereits, dass Kurkuma den Leberstoffwechsel und das Lebergewebe unterstützen kann, das Gleichgewicht unseres Blutzuckers reguliert, die Verdauung unterstützt, Gelenkschmerzen minimiert und Depressionen verringert. Es wird erwartet, dass sich weitere Vorteile ergeben werden, da die Forschung kontinuierlich veröffentlicht wird.

### *Löwenzahn*

Viele Menschen, die irgendeine Art von Rasen pflegen müssen, hassen den Löwenzahn. Dieses Unkraut bewegt sich frei und befällt jeden Frühling und den ganzen Sommer über den Boden. Obwohl es im Garten lästig sein kann, enthalten diese kleinen Blüten von den Pedalen bis zu den Wurzeln nützliche Mineralien und Vitamine. Wenn Sie Löwenzahn einnehmen, helfen Sie Ihrer Leber leichter zu entgiften, indem Sie als Diuretikum wirken und die Ausscheidung von Giftstoffen beschleunigen. Außerdem hilft Löwenzahn bei Verdauungsstörungen, Sodbrennen, unausgeglichenen Blutzuckerwerten und einem geschwächten Immunsystem. Sie können die Löwenzahnwurzel als Nahrungsergänzungsmittel nehmen oder sie in einem Kräutertee zur Entgiftung der Leber trinken.

### *Mariendistel*

Ein ideales Entgiftungskraut ist die Mariendistel. Viele, die mit diesem Kraut vertraut sind, halten es für den "König" der Kräuter, die zur Entgiftung verwendet werden. Deshalb ist sie so wichtig und wertvoll während Ihrer Leber-Entgiftung. Ein Teil des Nutzens des Verzehrs von Mariendistel umfasst die Entfernung von Alkohol in der Leber, Schadstoffen aus der Umwelt, verschreibungspflichtigen Medikamenten und Schwermetallablagerungen. Bei Patienten, die sich einer Strahlen- oder Chemotherapie unterziehen, treten eine Reihe unerwünschter Nebenwirkungen auf, die durch den Verzehr von Mariendistel verringert werden können. Um die Regeneration der Leber zu unterstützen, ist das in Mariendistel aktive Silymarin vorteilhaft für die Stärke der Zellwände der Leber. Nehmen Sie ein Mariendistelzusatzpräparat ein oder trinken Sie es in einem Kräutertee, der für die Entgiftung der Leber bestimmt ist.

### *Der Bonus! Klettenwurzel*

Ähnlich wie beim Löwenzahn ist diese Wurzel hilfreich bei der Entgiftung Ihres Blutes, das dann die Funktion der Leber unterstützt. Ähnlich wie Mariendistel kann die Klettenwurzel auch als Ergänzung oder in einem Leber-Entgiftungstee eingenommen werden.

**Tipp Nr. 6: Nehmen Sie Leberzusätze ein oder essen Sie regelmäßig Bio-Leberfleisch.**

Der Verzehr von biologischem Leberfleisch von jungen und gesunden Hühnern oder Rindern, die mit Gras gefüttert werden, enthält das meiste CoQ10, Chrom, Zink, Kupfer, Eisen, Cholin und Folsäure, Vitamin A und B-Vitamine. Wer die meisten Nährstoffe aus einem Lebensmittel erhält, kann nichts Besseres tun, als Leber zu essen. Wenn der Verzehr von Leber nicht in Frage kommt, nehmen Sie Leberzusätze vom Rind zu sich. Achten Sie darauf, dass Sie Nahrungsergänzungsmittel wählen, die eine Garantie dafür bieten, dass bei der Pflege und Fütterung der Tiere keine Antibiotika, Pestizide oder Hormone eingesetzt werden. Dadurch wird sichergestellt, dass Sie die besten und nährstoffreichsten Nahrungsergänzungsmittel erhalten.

# Kapitel 6: Natürliche Heilmittel für Fettleberkrankheiten

Gegenwärtig werden nur zwei Primärtherapien für den NAFLD angeboten. Die erste ist die Anwendung von Medikamenten und pharmazeutischen Interventionen. Die zweite ist ein Eingriff in Ihren Lebensstil. Zu den Interventionen gehören die Aufnahme oder Verstärkung von körperlicher Bewegung, die Änderung Ihrer Ernährung oder die Verringerung Ihres Körpergewichts. Die häufigste Therapie ist die Lebensstil-Intervention, spezifische Modifikationen Ihrer Ernährung und die Reduzierung Ihres Körpergewichts. Diese beiden gehen oft Hand in Hand. Stoffwechselerkrankungen wie Hyperlipidämie und Fettleibigkeit sowie NAFLD können durch moderate und langfristige Bewegung verlangsamt werden.

Trotz des Wissens, dass ein Eingriff in Ihren Lebensstil das Fortschreiten von NAFLD verringern kann, sind die Mechanismen, die diesem Nutzen zugrunde liegen, noch unbekannt. Mehrere veröffentlichte wissenschaftliche Studien veranschaulichen den Nutzen einer Lebensstil-Intervention, aber keine davon legt den Finger auf den Grund dafür. Dennoch ist das Potenzial für einen therapeutischen Nutzen unbestreitbar. Diese natürlichen Interventionen oder Heilmittel haben in wissenschaftlichen Studien vorteilhaftere Ergebnisse als pharmazeutische Interventionen. Die pharmazeutische Therapie umfasst verschiedene Medikamente, darunter Blocker des Renin-Angiotensin-Systems, Lipidsenker, Insulin-Sensibilisatoren und Antioxidantien. Einige Studien an Tieren und Zellen zeigen vielversprechende Ergebnisse, aber nur wenige klinische Studien am Menschen sind positiv.

Es gibt mehrere positive Wirkungen von pflanzlichen Heilmitteln bei der Beendigung von NAFLD. Die Aufmerksamkeit für diese natürlichen Heilmittel hat in den letzten Jahren zugenommen, weil sie weltweit erhältlich sind; sie haben in der Regel wenig oder keine Nebenwirkungen, und mehrere klinische und grundlegende Studien unterstützen ihre Wirksamkeit.

## Aktuelle Erkenntnisse über Naturheilmittel zur Behandlung von NAFLD

*Goji-Beere, Wolfsbeere oder Lycii-Fructus*
Aus der Familie der Solanaceae ist die Goji-Beere die Frucht aus dem Lycium Barbarum. Die chinesische Medizin hat diese Frucht für ihre wohltuende Wirkung auf Augen und Leber berühmt gemacht. Das LBP, oder der Polysaccharidteil der Frucht, ist der vorteilhafteste Teil der Goji-Beere. Die Ergebnisse moderner Studien zeigen, dass das LBP biologisch eine Vielzahl von Vorteilen hat, darunter eine Verringerung des Risikotumors, die Aufrechterhaltung des Glukosestoffwechsels, die Neuroprotektion, die Immunregulation und die antioxidativen Fähigkeiten.

Zusätzliche klinische Studien zeigen, dass der Saft von LBP die Menge an Immunglobulin G, die Interleukin-2-Spiegel und die Lymphozyten beim Menschen erhöht. Die Verringerung der Bildung von Lipidperoxid und die Erhöhung der antioxidativen Serumspiegel sind weitere Vorteile von LBP.

Frühere Studien zeigen, dass LBP die Vermehrung verhindert und die Apoptose der Hepatomzellen in der Leber fördert. Eine weitere Studie veranschaulichte die schützenden Eigenschaften von LBP, wenn es in eine fettreiche Nahrung aufgenommen wird, die eine Schädigung der Leber durch oxidativen Stress verursacht. In diesen Situationen erhöhte LBP die Aktivität der antioxidativen Enzyme und der Produkte des oxidativen Stress, um vor weiteren Schädigungen durch oxidativen Stress im Körper zu schützen. Andere Studien zeigten die starken Heilungseigenschaften von LBP bei alkoholbedingten Fettleberkrankheiten und wie es die Regeneration der Leber unterstützen kann.

### Knoblauch oder Allium Sativum

Es gibt eine lange Geschichte der medizinischen und kulinarischen Verwendung von Knoblauch in der Mittelmeerregion, in Ägypten und Asien. Ein kürzlich veröffentlichter Bericht besagt, dass der Verzehr eines ganzen Stückes Knoblauch zur Verbesserung der Blutzuckerresistenz, des Fettstoffwechsels und des oxidativen Stress beiträgt. Eine Studie ergab, dass eine verminderte Aktivität des Cytochrom-P450-Systems und eine erhöhte antioxidative Aktivität zu einer Kombination aus schwarzem, gealtertem Knoblauch und der Verabreichung von chronischem Ethanol bei Ratten führte. Es wurde auch festgestellt, dass Knoblauch zum Schutz und zur Reparatur von Leberschäden durch CCl4 beiträgt. In Kombination mit anderen medizinischen und natürlichen Heilmitteln verstärkt Knoblauch die positiven Auswirkungen der Reduzierung von Steatose, Entzündungen, oxidativem Stress und Fibrose. Schließlich hilft Knoblauch auch, weitere Leberschäden bei Patienten mit NAFLD zu verhindern.

### Grüner Tee

Ein weiteres natürliches Heilmittel ist die Grünteepflanze. Dieses Heilmittel ist eine der am besten dokumentierten Pflanzen, die zur Vorbeugung von Leberproblemen verwendet wird. In den letzten zwei Jahrzehnten hat die erhöhte Aufmerksamkeit auf die wohltuenden und heilenden Eigenschaften dieser Pflanze ihre

Fähigkeiten zur Lebergesundheit unterstützt. Die Pflanze Camellia Sinensis liefert die Blätter, die zur Herstellung von grünem Tee verwendet werden. Die Pflanze wurde ursprünglich in China gefunden, aber sie verbreitete sich über Asien bis nach Vietnam, Korea und Japan. Mittlerweile hat sie sich auch auf westliche Standorte ausgebreitet und ist in Schwarzteekulturen eingedrungen.

Mäuse, die mit CCl4 behandelt wurden, erhielten in einer aussagekräftigen Studie ebenfalls reines EGCG oder Epigallocatechin-3-Gallat. EGCG ist das primäre Polyphenol des grünen Tees. Das Ergebnis zeigte Vorteile auf biochemischer und histologischer Ebene. Es wirkte sich auf Entzündungen und oxidativen Stress aus und half bei der Behebung von Leberschäden. In einer anderen neueren Studie wurde gezeigt, dass EGCG den Eintritt und die Passage von Hepatitis C verhindert. Fettleibige Laborratten fanden in einer Studie über Lebererkrankungen und EGCG Vorteile sowohl für die Gesundheit der Leber als auch für die Verringerung des unerwünschten Gewichts.

### *Resveratrol*
Rote Trauben enthalten ein extrahierbares Phytoalexin, das Resveratrol genannt wird. Es ist gut dokumentiert, vor Entzündungen und oxidativem Stress zu schützen. Es ist eines der am meisten akzeptierten Naturheilmittel aufgrund seiner wirkungsvollen Eigenschaften und seiner weltweiten Verfügbarkeit. Jüngste Studien haben gezeigt, dass Resveratrol eine wirksame Behandlung von NAFLD ist. Es ist ein wirksames Mittel, das täglich zur Vorbeugung und Heilung von Fettleberkrankheiten eingesetzt werden kann.

*Mariendistel*

Wie im vorigen Kapitel erwähnt, ist die Mariendistel eine nützliche Pflanze während einer Leber-Entgiftung. Die Mariendistel gehört zur Familie der Gänseblümchen und produziert zwei wichtige Derivate, Silymarin und Silybin. In den letzten zehn Jahren wurden mehr als 10.000 Berichte über die Vorteile der Mariendistel für den Körper und insbesondere für die Gesundheit der Leber veröffentlicht. Die Ergebnisse in diesen Berichten verbinden die Auswirkungen der beiden Derivate mit hepatoprotektiven, chemopräventiven und antioxidativen Ergebnissen. Speziell in der Leber verbessern Silymarin und Silybin die Wirkung von Antioxidantien. Sie wirken sich auch direkt und indirekt auf Fibrose und Entzündungen in der Leber aus. Eine weitere Studie zeigt, dass Patienten, die an chronischer Hepatitis C und NAFLD leiden, aufgrund der erhöhten Konzentrationen von Flavonolignan-Plasma und der weitreichenden enterohepatischen Zirkulation bessere Wirkungen von Silymarin erfahren.

***Zusätzliche Dekokte und Derivate, die zu berücksichtigen sind***

Zu den weiteren Naturheilmitteln, die in der traditionellen chinesischen Medizin verwendet wurden und nun durch experimentelle Biologie, Pharmakologie und Chemie unterstützt werden, gehört Berberin. Das Kraut Coptidis Rhizoma aus China enthält dieses isolierte Alkaloid, das eine antisteatotische Wirkung hat. Es reduziert auch die Entzündungsreaktion bei Hepatitis. Derzeit gibt es keine modernen Studien, die Berberin direkt mit der Behandlung von NAFLD in Verbindung bringen.

***Zusätzliche natürliche Vorschläge***

- Minimieren Sie die Zuckeraufnahme auf weniger als 30 Gramm pro Tag.
- Stress reduzieren.

- Verlangsamen Sie Ihr Lebenstempo.
- Legen Sie ein paar Mal pro Woche eine Rizinusölpackung über die Leber.
- Essen Sie ein paar Mal pro Woche Bio-Organfleisch.
- Trinken Sie morgens als erstes acht Unzen Rübenquas.
- Integrieren Sie in Ihre wöchentlichen Aktivitäten eine sanfte und stressfreie körperliche Aktivität wie Yoga oder Gehen.

# Kapitel 7: Gesunde Ernährung - Lebensmittel und Getränke bei Fettleberkrankheit

Fast ein Drittel der erwachsenen amerikanischen Bevölkerung ist von einer Fettleberkrankheit betroffen. Sie gehört zu den Hauptursachen des Leberversagens, und wenn die Leber einmal versagt, gibt es keine andere langfristige Behandlungsmöglichkeit als eine Lebertransplantation. Viele Fälle der Fettleberkrankheit werden erst in einem späten Stadium der Erkrankung diagnostiziert, so dass ein Teil der Schäden irreversibel ist. Es ist jedoch möglich, der Krankheit vorzubeugen und sie zu behandeln, um Ihre Lebenserwartung und -qualität zu verbessern. Eine der häufigsten Präventions- und Behandlungsmethoden ist die Umstellung der Ernährung. Es spielt keine Rolle, ob Sie an einer alkoholischen Fettleberkrankheit oder einer nichtalkoholischen Fettleberkrankheit leiden, die Ernährung kann die Gesundheit Ihrer Leber verbessern.

Zu den allgemeinen Regeln, die für eine lebergesunde Ernährung zu befolgen sind, gehören:

- Konsumieren Sie keinen Alkohol.
- Konsumieren Sie eine sehr geringe Menge an gesättigten Fetten, raffinierten Kohlenhydraten, Transfettsäuren, Salz und Zucker.
- Passen Sie Ihre Ernährung an, um mehrere Vollkorngetreide und Pflanzen mit hohem Ballaststoffgehalt, wie z.B. Hülsenfrüchte, aufzunehmen.
- Essen Sie große Mengen an Gemüse und Obst.

Da es sich bei der Fettleberkrankheit um eine Fettansammmlung in der Leber handelt, ist es wichtig, die zusätzliche Fettaufnahme zu reduzieren. Sie können sich auch darauf konzentrieren, Ihre Kalorienzufuhr zu reduzieren, um die Gewichtsabnahme zu unterstützen, was ebenfalls dazu beitragen kann, die Fettleberkrankheit und den zusätzlichen Stress für Ihren Körper zu lindern. Wenn Sie unerwünscht abnehmen, senken Sie das Risiko, an der Fettleberkrankheit zu erkranken. Wenn Sie übergewichtig sind, setzen Sie sich das Ziel, etwa 10% Ihres aktuellen Körpergewichts zu verlieren.

**Wie man eine Fettleberkrankheit durch Nahrung heilen kann**

Im Folgenden sind einige der besten Nahrungsmittel und Getränke aufgeführt, die Sie während einer Leber-Entgiftung und zur Unterstützung Ihrer gesunden Leberfunktion konsumieren sollten.

*Kaffee*

Gern geschehen, Kaffee Liebhaber! Berichte haben gezeigt, dass Kaffeetrinken dazu beiträgt, ungewöhnliche Enzyme in der Leber zu reduzieren. Ausserdem haben Patienten mit Fettleberkrankheit, die ebenfalls regelmässig Kaffee trinken, oft weniger Schäden an der Leber als Patienten, die keinen Kaffee trinken. Mässige Mengen an Koffein können abnormale Leberenzyme minimieren, was besonders wichtig für Menschen ist, die ein Risiko für die Entwicklung einer Fettleberkrankheit haben.

*Blattgrün*

Diese Supernahrung blockiert auch den Aufbau von Fett. In einer Studie verhinderte zum Beispiel Brokkoli den Fettansatz in der

Leber von Ratten. Spinat, Grünkohl und Rosenkohl helfen ebenfalls bei der Gewichtsabnahme. Suchen Sie nach Rezepten, die viel Blattgrün verwenden, um täglich einen kräftigen Schlag zu erhalten.

### Tofu

Tofu ist eine gute Eiweißquelle und auch fettarm, aber es ist das Sojaprotein in der Nahrung, das speziell denjenigen zugute kommt, die an einer Fettleberkrankheit leiden. In einer Studie an der University of Illinois haben Ratten die Kraft von Tofu und Sojaprotein zum Schutz vor der Fettablagerung in der Leber gezeigt.

### Fisch

Mit der Unterstützung von Omega-3-Fettsäuren werden Entzündungen verringert und die Fettwerte in der Leber verbessert. Diese nützlichen Säuren finden sich in Nahrungsmitteln wie Forelle, Thunfisch, Sardinen und Lachs. Sie alle gelten als "fette" Fische, aber sie liefern ein gesundes Fett, das Ihr Körper leicht abbaut, im Gegensatz zu anderen Fetten, die leicht in der Leber gespeichert werden können. Denken Sie bei der Zubereitung von Fisch daran, sich darauf zu konzentrieren, das Rezept fettarm zu halten, da die Fische bereits genug Fett für Ihren Körper enthalten.

### Haferflocken

Wenn Sie mit Müdigkeit als Nebenwirkung einer Fettleberkrankheit oder im Frühstadium der Behandlung der Krankheit zu kämpfen haben, kann es schwierig sein, richtig zu funktionieren. Der Verzehr von Vollkorn-Kohlenhydraten wie Haferflocken kann Ihrem Körper einen Energieschub geben, der über lange Zeiträume hinweg anhalten kann. Darüber hinaus tragen die Ballaststoffe in Haferflocken dazu bei, dass Sie sich satt fühlen und dieses Völlegefühl erhalten bleibt. Und schließlich hat sich gezeigt, dass Haferflocken auch bei der Erhaltung eines gesunden Körpergewichts helfen.

### *Walnüsse*

Ein weiteres Nahrungsmittel mit einem hohen Anteil an Omega-3-Fettsäuren sind Walnüsse. Wenn Patienten mit einer Fettleberkrankheit eine kleine Handvoll Walnüsse verzehren, haben sie oft bessere Lebertestergebnisse.

### *Avocado*

Schützen Sie Ihre Leber, indem Sie gesunde Fette wie die in Avocados essen. Aktuelle Forschungen zeigen, dass Avocados spezifische Chemikalien enthalten, die möglicherweise die Leberschäden reduzieren. Avocados sind auch eine reichhaltige Faserquelle, die ebenfalls beim Abnehmen hilft.

### *Fettarme Milch und Milch*

Eine 2011 veröffentlichte Studie über Ratten berichtete, dass Molkenprotein in Milch zum Schutz vor Leberschäden beitragen kann, auch wenn bereits Schäden vorhanden sind. Um optimale Ergebnisse zu erzielen, sollten Sie ein Glas Milch pro Tag oder etwa acht Unzen Bio-Käse aus Grasfutter konsumieren.

### *Sonnenblumenkerne*

Vitamin E ist reich an Sonnenblumenkernen und ist für seine antioxidativen Eigenschaften bekannt. Antioxidantien helfen Ihrer Leber, sich vor weiteren Schäden zu schützen.

### *Olivenöl*

Eine dritte Quelle von Omega 3 auf dieser Liste. Wählen Sie dieses Öl anstelle von Butter, Backfett oder Margarine beim Kochen. Es hat sich auch gezeigt, dass Olivenöl ein gesundes Gewichtsniveau kontrolliert und den Gehalt an Leber-Enzymen reduziert.

### Knoblauch

Wie bereits in diesem Buch erwähnt, ist Knoblauch hilfreich, um die Leber zu schützen und zu unterstützen sowie ein gesundes Körpergewicht zu fördern. Er ist auch sehr schmackhaft, so dass er viele Gerichte schnell köstlich machen kann. Er ist eine gute Quelle für die Verbrennung von angesammeltem und unerwünschtem Fett im Körper.

### Grüner Tee

Ein weiteres Nahrungsmittel, das wir immer wieder essen, grüner Tee, hilft Ihnen nachweislich dabei, Fette im Körper aufzunehmen und zu verarbeiten, anstatt sie in der Leber zu speichern. Er wurde auch mit einer verbesserten Leberfunktion in Verbindung gebracht. Weitere Vorteile sind die Unterstützung beim Schlafen und die Senkung des Cholesterinspiegels.

## Zusätzliche leberunterstützende Nahrungsmittel

### Rüben

Reich an Antioxidantien und aktiviert Leber-Enzyme, verbessert auch die Gallenproduktion und verbessert die körperliche Aktivität.

### Bio-Äpfel

Sie sind reich an Ballaststoffen, besonders mit der Schale, und stellen sicher, dass das Obst biologisch ist, denn Äpfel gehören zu den Obst- und Gemüsesorten mit den höchsten Pestizidbelastungen.

### Brokkoli-Sprossen

Starkes Entgiftungsmittel, reich an Antioxidantien, steigert das Glutathion mehr als nur Brokkoli, enthält einen Hormonregulator namens Indol-3-Carbinol und enthält das Krebsbekämpfungsmittel Sulforaphan.

Fermentierte Lebensmittel wie Sauerkraut, Kefir, Kombucha, Kimchi oder Essiggurken. Fördert die Verdauung und Ausscheidung durch gute Bakterienverbindungen.

Zitrusfrüchte wie Zitronen, Limetten, Orangen oder Grapefruit. Hilft der Leber bei der Reinigung und der Bildung von Enzymen für die Entgiftung.

### Karotten

Sie sind reich an Beta-Carotin und Pflanzenflavonoiden und enthalten Vitamin A zur Vorbeugung von Lebererkrankungen.

### Die meisten Formen von Gemüse.

Blumenkohl und Brokkoli enthalten Glucosinolat zur Entgiftung der Enzymproduktion und Schwefel für die allgemeine Gesundheit in der Leber. Spinat und andere Blattgrünarten sind reiche Quellen von Chlorophyll, die bei der Entfernung von Giftstoffen aus dem Blut helfen und auch für ein alkalisches Gleichgewicht der Schwermetalle in der Leber sorgen.

### Zusätzliche leberunterstützende Getränke

Blaubeersaft: Die Fibrose, also die Narbenbildung als Folge einer Lebererkrankung, war das Thema der Studie, die im März 2013 in der Zeitschrift PLOS One veröffentlicht wurde. Die Tiere in der Studie wurden mit Blaubeersaft gefüttert, um die Auswirkungen auf die Fibrose über einen Zeitraum von acht Wochen zu beobachten. Die Ergebnisse der Studie weisen darauf hin, dass der Heidelbeersaft die Fähigkeit besitzt, sowohl die Fähigkeit der Leber zu erhöhen, das Niveau von oxidativem Stress zu ertragen, als auch die Proteine zu erhöhen, die die Leber im Kampf gegen die Fibrose unterstützen. Oxidativer Stress entsteht, wenn Zellen durch freie Radikale, die instabile Moleküle sind, geschädigt werden.

Blutorangensaft: 2012 kam eine im World Journal of Gastroenterology veröffentlichte Studie zu dem Schluss, dass die Fettansammlung verhindert wird, wenn die Teilnehmer regelmäßig Blutorangensaft konsumieren. Während der 12 Wochen wurden die fettleibigen Tiere in der Studie täglich mit dem Saft gefüttert. Laut der Studie zeigten die Ratten mehrere gesunde Reaktionen, darunter eine verbesserte Insulinempfindlichkeit, eine Verringerung der Triglyceride und des Gesamtcholesterins, eine Senkung des Körpergewichts sowie einen Schutz vor Fettansammlung in der Leber. Das Hormon Insulin reguliert den Blutzuckerspiegel. Es ist wichtig, dass der Körper für dieses Hormon empfindlich ist, damit er den Blutzuckerspiegel angemessen regulieren kann. Wenn der Körper keine stabile Empfindlichkeit gegenüber dem Insulin hat, ist es möglich und wahrscheinlich, dass die Person Diabetes entwickelt.

Noni-Fruchtsaft: Noni ist eine Pflanze, die in tropischen Klimazonen wächst und Noni-Früchte trägt. Sie ist botanisch als Morinda Citrifolia bekannt. Gesundheitsshops sind die Hauptverkäufer von Noni-Saftzusätzen in den Vereinigten Staaten. Wahrscheinlich finden Sie Noni-Saft gemischt mit anderen Fruchtsäften, am häufigsten mit Traubensaft. Die Schlussfolgerung aus der 2008 in der Zeitschrift Plant Foods and Human Nutrition veröffentlichten Studie an Tieren zeigt, dass die

Schäden durch Giftstoffe in der Leber minimiert werden, wenn die Teilnehmer regelmäßig Noni-Saft trinken.

Eine Anmerkung zu Fruchtsaft: Fruchtsäfte enthalten oft zugesetzten raffinierten Zucker. Lesen Sie die Etiketten sorgfältig durch. Wählen Sie Säfte, die keinen oder nur wenig Zucker enthalten, und achten Sie auch auf den Saftgehalt. Versuchen Sie, möglichst Säfte zu kaufen, die als 100%iger Saft gekennzeichnet sind. Viele Saftmarken werden nur einen kleinen Teil des Fruchtsafts in der Flasche enthalten. Dies kommt häufig bei Blaubeersaft vor. Saft enthält auch einen hohen Kaloriengehalt und die Ballaststoffe der Frucht wurden entfernt. Sie erhalten weit weniger Ballaststoffe, als wenn Sie die ganze Frucht alleine essen würden. Wer sich für das Entsaften seiner Früchte interessiert, sollte bedenken, dass manche Früchte nur saisonal erhältlich sind. So sind zum Beispiel Blutorangen von Januar bis Mitte April im Handel erhältlich. Wenn Sie sie außerhalb dieser Zeiten in den Geschäften finden, sind sie wahrscheinlich teurer und von schlechter Qualität.

**Vermeiden Sie die folgenden Lebensmittel:**

Salz: Zu viel Salz lässt Ihren Körper Wasser speichern. Achten Sie darauf, nicht mehr als 1.500 Milligramm pro Tag zu konsumieren.

Rotes Fleisch: Diese Schuldigen sind Quellen unerwünschter gesättigter Fette. Rindfleisch und Delikatessen sollten speziell vermieden werden.

Weiße Nudeln, Reis und Brot: Weiße Lebensmittel zeigen an, dass sie verarbeitet wurden. Verarbeitete Lebensmittel erhöhen den Blutzucker und weisen einen Mangel an Ballaststoffen und anderen Nährstoffen auf, die ihre Vollkornpartner bieten.

Frittierte Lebensmittel: Alles, was gebraten wird, hat einen hohen Kaloriengehalt und ungesunde Fette.

Zusätzlicher Zucker: Fruchtsäfte, Limonaden, Kekse und Süßigkeiten haben einen hohen Gehalt an raffiniertem und zugesetztem Zucker. Diese erhöhen Ihren Blutzucker und können die Fettansammlung in der Leber erhöhen.

## Ein Beispiel für einen Diätplan

Im nächsten Kapitel werden die Mahlzeitenpläne und Rezepte ausführlicher behandelt, aber unten finden Sie ein Beispiel für einen Mahlzeitenplan, um zu veranschaulichen, wie eine Fettleberdiät und eine Entgiftung aussehen kann.

## Zusätzliche Vorschläge für natürliche Heilmittel bei Fettleberkrankheit

Andere natürliche Heilmittel, die in Betracht gezogen werden müssen, beinhalten keine Diät. Diese Veränderungen können Ihren allgemeinen Gesundheitszustand, einschließlich Ihrer Leberfunktion, verbessern. Einige dieser Heilmittel umfassen:

### *Steigerung Ihrer körperlichen Aktivität.*

Wenn Sie eine Diät mit Bewegung kombinieren, verlieren Sie nicht nur das übermäßige und unerwünschte Gewicht, sondern Sie können mit dieser Kombination auch Ihren allgemeinen Gesundheitszustand und Ihre Leberkrankheit in den Griff bekommen. Das Ziel sollte ein Minimum von 30 Minuten mäßiger bis hoher Aktivität an mehreren Tagen in der Woche sein.

### *Reduzieren Sie Ihren Cholesterinspiegel.*

Wenn Sie nicht in der Lage sind, Ihren Cholesterinspiegel allein durch Diät und Bewegung zu senken, müssen Sie möglicherweise mit Ihrem Arzt oder Ihrer Ärztin zusammenarbeiten, um bestimmte Medikamente zu entwickeln, die Ihnen helfen können. Es ist wichtig, Ihre Triglycerid- und Cholesterinwerte zu senken. Dies können Sie durch Ihre Ernährung erreichen, indem Sie den zugesetzten Zucker und die gesättigten Fette minimieren oder eliminieren.

### *Halten Sie Ihren Diabetes in Schach.*

Die Fettleberkrankheit geht oft mit Diabetes einher und umgekehrt. Eine Änderung Ihrer Ernährung und Ihrer körperlichen Aktivität sind wirksame Behandlungsmethoden für diese beiden Krankheiten. Wenn diese beiden Mittel Ihren Blutzuckerspiegel nicht auf ein gesundes Niveau senken, sollten Sie mit Ihrem Arzt oder Ihrer Ärztin sprechen, um Ihren Blutzucker auch mit Medikamenten zu stabilisieren.

# Kapitel 8: Ernährungspläne und zu vermeidende Nahrungsmittel und Getränke

Haben Sie beschlossen, dass Sie an diesem Wochenende eine Leber-Entgiftung oder -Reinigung durchführen? Wenn Sie sich noch immer nicht sicher sind, sollten Sie die Idee vielleicht auf Ihre Tagesordnung setzen. Eine Entgiftung hat den Ruf, ein lebensunterbrechendes und herausforderndes Unterfangen zu sein, aber eine kurze Entgiftung, die sich auf gesunde Lebensmittel konzentriert, ist einfacher und weniger schmerzhaft, als Sie sich wahrscheinlich vorstellen. Ihre Leber ist ein unglaublich wichtiges Organ in Ihrem Körper, und Ihre Haut ist das einzige größere Organ, das Sie haben. Eine Entgiftung ist ein Weg, wie Sie ihr helfen können, jeden Tag besser zu funktionieren, indem Sie ihr eine Pause von schwer zu verarbeitenden, mit Konservierungsstoffen gefüllten und für Ihre Gesundheit giftigen Nahrungsmitteln gönnen. Ihre Leber unterstützt die meisten Ihrer Körperfunktionen, einschließlich Ihrer Verdauung, der Fortpflanzung, der Immunität und der Hormone. Sogar Ihre Haut wird von Ihrer Leberfunktion unterstützt.

Sie kann all diese Arbeit leisten, weil sie sich von dem ernährt, was Sie essen. Saftdiäten sind eine übliche Entgiftungsmethode, die Ihrem Körper bei der Entfernung von Giftstoffen hilft, aber es ist schwierig, sie einzuhalten. Diätassistenten und Ernährungswissenschaftler empfehlen und unterstützen heute eher eine lebensmittelbasierte Reinigung. Eine Entgiftung, die sich auf Lebensmittel konzentriert, die Ihre Leber mit den "richtigen" Nährstoffen versorgen, erleichtert es den Teilnehmern, sich daran zu halten, besonders wenn sie neu in der Entgiftung sind. Sie ist viel einfacher und weniger aufwendig als eine traditionelle Saftreinigung. Darüber hinaus haben die Teilnehmer während einer Saftreinigung oft mit Stoffwechselverlangsamung und Entzugs- und Entzugsgefühlen zu kämpfen. Die Durchführung einer Entgiftung mit Nahrungsmitteln minimiert jedoch diese Nebenwirkungen.

**Zu vermeidende Nahrungsmittel im Plan zur Entgiftung der Leber**

Die gute Nachricht ist, dass Sie während Ihrer Entgiftung essen können! Sie können eine Menge großartiger Nahrungsmittel essen, und das Zählen der Kalorien steht nicht wirklich im Mittelpunkt des Plans. Stattdessen konzentrieren Sie sich darauf, das "Gute" zu erhöhen und das "Schlechte" zu minimieren oder zu eliminieren. Unten finden Sie eine Liste der wenigen Arten von Lebensmitteln, die Sie während der Teilnahme an Ihrer Reinigung vermeiden müssen:

- Sojaprodukte, außer Tempeh, wenn Sie normalerweise Sojaprodukte konsumieren.
- Mais
- Rotes Fleisch oder anderes fettes Fleisch. Wenn Sie regelmäßig Fleisch essen, halten Sie sich an mageres, gebratenes Hühnerfleisch.
- Raps und Pflanzenöle.
- Kaffee
- Alkohol
- Gewürze wie Ketchup und Mayonnaise.
- Lebensmittel mit hohem Natrium- oder Salzzusatz.
- Verarbeitete oder gebratene Lebensmittel.
- Glutenprodukte wie Teigwaren und Brot.
- Alle Milchprodukte.

- Lebensmittel mit hohem Zuckergehalt, insbesondere mit Zusatz von raffiniertem Zucker. Obst und sein natürlicher Zucker sind während der Entgiftung in Maßen in Ordnung.

**Tipps, wie Sie das Beste aus Ihrem Plan zur Entgiftung der Leber herausholen**

Bevor Sie Rezepte zaubern und Ihr Essenswochenende planen, sollten Sie die folgenden acht Tipps beachten, damit Sie das Beste aus Ihrer Zeit herausholen können.

1. Planen Sie, dass Sie morgens als erstes acht Unzen Wasser mit einer frischen Zitronenscheibe trinken. Das hilft Ihrem Körper, sich mit Feuchtigkeit zu versorgen und die stagnierenden Giftstoffe aus der vorherigen Nacht auszuspülen.

2. Trinken Sie jeden Tag die Hälfte Ihres Körpergewichts in Wasser. Erwägen Sie, einen Teelöffel Chlorophyll- oder Spirulina-Pulver in acht Unzen Wasser zu geben, um Ihre Entgiftung zu fördern. Sie können dies während der Entgiftung bis zu dreimal täglich zu Ihrem Wasser hinzufügen.

3. Wählen Sie, wann immer Sie können, organische Nahrungsmittel, um die zugefügten Hormone und Giftstoffe auszuschalten.

4. Streuen Sie Leinsamen oder Chiasamen über Ihre Nahrungsmittel. Diese enthalten eine reiche Dosis an Ballaststoffen, die Ihrem Darm helfen, die giftigen Abfälle aus Ihrer Leber zu entfernen. Sie können auch einen Leinsamentee zubereiten, indem Sie 1 Esslöffel Leinsamen in acht Unzen heißem Wasser einweichen und dann die

Flüssigkeit abseihen, um die Samen vor dem Trinken zu entfernen.

5. Legen Sie einen Vorrat an lebergesunden Lebensmitteln wie Koriander, Petersilie, Brunnenkresse, Spinat, Gurke, Radieschen, Brokkoli, Spargel, Limette, Zitrone und Apfel an. Diese können leicht unterwegs verzehrt oder anderen Lebensmitteln für zusätzlichen Geschmack und Nutzen hinzugefügt werden.

6. Planen Sie, jeden Tag einen grünen Smoothie oder Saft herzustellen. Der flüssige Zustand hilft Ihrem Körper bei der Verdauung der Nährstoffe und ermöglicht es Ihrer Leber, das aufzunehmen, was sie für eine optimale Gesundheit benötigt. Überlegen Sie, ob Sie eine Tasse Spinat oder Blattgrün zu einer Handvoll anderer Früchte und Gemüse für eine Mittagsalternative oder einen "Snack" am Nachmittag hinzufügen.

7. Zwei Stunden vor dem Schlafengehen sollten Sie nichts mehr essen. Ihre Leber arbeitet die ganze Nacht hindurch, um Giftstoffe aus Ihrem Körper zu entfernen, während Sie schlafen, also überlasten Sie sie nicht, kurz bevor sie ihre härteste Arbeit beginnt.

8. Gönnen Sie sich die nötige Ruhe. Der Schlaf hilft Ihrem Körper, sich zurückzusetzen und wiederherzustellen, also lassen Sie ihm Zeit, während Sie entgiften. Wenn Sie sich auf die Ruhe konzentrieren, kann Ihr Körper die ideale Funktion aller Ihrer Organe, einschließlich der Leber, fördern und Ihre Verdauung unterstützen.

**Speiseplan-Menü und Entgiftungsplan-Probe**

*Freitag Abend*

Beginnen Sie damit, dass Sie im Lebensmittelgeschäft die frischen Lebensmittel kaufen, die Sie für dieses Wochenende benötigen. Essen Sie ein sättigendes, gesundes Abendessen mit viel Gemüse und etwa drei Unzen magerem Eiweiß, am besten Fisch wie Lachs oder Thunfisch. Bevor Sie zu Bett gehen, bereiten Sie einen Chiasamen-Pudding mit einer Handvoll frischer Früchte als Beilage für eine leichte Mahlzeit am Morgen vor. Während Sie sich ins Bett legen, trinken Sie acht Unzen gefiltertes Wasser mit einer frischen Zitronenspalte oder einer Tasse Kurkuma-Tee. Gehen Sie früh genug zu Bett, damit Sie acht Stunden gut schlafen können.

*Samstag Vormittag*

Als erstes sollten Sie nach dem Aufwachen acht Unzen gefiltertes Wasser mit einer frischen Zitronenscheibe oder einer Tasse ungesüßten grünen Tees trinken. Essen Sie Ihren Chiasamen-Pudding und fügen Sie, wenn Sie es vorziehen, Kerne oder Nüsse oben drauf. Walnüsse, Pistazien, Sonnenblumenkerne oder Kürbiskerne sind alles gute Optionen. Diese Nüsse oder Kerne tragen dazu bei, dem Gericht Ballaststoffe hinzuzufügen, und helfen Ihnen auch, länger satt zu bleiben.

*Samstag, später Vormittag*

Wenn Sie anfangen zu hungern, es aber zu früh für das Mittagessen ist, bereiten Sie einen grünen Smoothie oder frischen grünen Saft zu. Achten Sie darauf, dass ein grünes Blattgemüse mit Obst und Gemüse ohne Süßstoffzusatz beigefügt wird. Bananen und ungesüßte Kokosmilch sind gute Optionen, um auf natürliche Weise etwas Süße hinzuzufügen.

### Samstagnachmittag

Zum Mittagessen kochen Sie Seetangnudeln und obenauf geschnittenes Gemüse in einem Regenbogen von Farben. Denken Sie an orange und violette Karotten, Rüben, Paprika usw. Wenn Sie Eiweiß und mehr Füllung benötigen, rösten Sie das Tempeh, das Sie oben auf den Salat legen. Schneiden Sie zum Dippen einen Bio-Apfel in Scheiben mit einem Schuss ungesüßter Mandelbutter in den Salat.

### Samstag, später Nachmittag

Wenn Sie nach dem Mittagessen hungrig werden, es aber zu früh für das Abendessen ist, nehmen Sie eine Handvoll Karottenstäbchen oder ein anderes frisches Gemüse. Eine kleine Handvoll Walnüsse, Cashewnüsse oder Mandeln sind ein weiterer guter Nachmittagssnack. Nippen Sie den ganzen Tag über an Zitronenwasser, vor allem wenn Sie sich hungrig fühlen, aber gerade etwas gegessen haben. Ihr Körper ist höchstwahrscheinlich durstig, nicht hungrig, wenn Sie sich nach einer Mahlzeit oder einem Snack so fühlen.

### Samstagabend

Bereiten Sie eine gesunde Mahlzeit voller Gemüse und Samen vor. Erwägen Sie die Zugabe von frischem Gemüse zu einem großen Buttersalatblatt, das mit ungesüßter Mandelbutter bestrichen und mit Sonnenblumenkernen bestreut wird. Genießen Sie ein Glas Bio- oder hausgemachten Kombucha. Legen Sie vor dem Schlafengehen eine Rizinusölpackung über Ihre Leber und gönnen Sie sich dann ein warmes Bittersalzbad. Gehen Sie zu einem guten Zeitpunkt zu Bett, damit Sie die vollen acht Stunden Schlaf bekommen.

### Sonntagvormittag

Gießen Sie sich eine Schüssel gluten- und getreidefreies Müsli, gemischt mit ungesüßter Mandel- oder Kokosmilch, ein. Wenn Sie es vorziehen, krönen Sie es mit frischem Obst und Kernen. Trinken Sie eine Tasse grünen Tee oder mischen Sie frische Blaubeeren, eine Zitronenscheibe und Gurkenscheiben in acht bis zehn Unzen gefiltertes Wasser.

### Sonntagnachmittag

Schneiden Sie eine Zucchini spiralförmig zu einem "Zoodles" und werfen Sie sie mit einem frischen Pesto aus Kräutern, Olivenöl, zerstoßenen Walnüssen und Knoblauch. Mit einer Schüssel kühler Avocadosuppe servieren.

### Sonntag, später Nachmittag

Genießen Sie als Snack einen in Scheiben geschnittenen Apfel oder Radieschen oder bereiten Sie einen selbstgemachten Hummus mit lebergesunden Bohnen zu und servieren Sie ihn mit geschnittenem Gemüse. Füllen Sie Ihren Nachmittag mit leichten Aktivitäten wie Meditation oder Yoga oder einem kurzen, gemütlichen Spaziergang aus. Achten Sie darauf, viel gefiltertes Wasser mit Zitrone oder Gurke zu trinken.

### Sonntagabend

Belegen Sie einen großen grünen Blattsalat mit 1/3 Tasse Tempeh, gebratenem Huhn oder Bohnen und einem Balsamico-Essig- und Olivenöl-Dressing. Geben Sie eine Tasse Spinat mit Blaubeeren, Ananas und einer Banane in den Mixer, um einen leckeren grünen Smoothie zu erhalten. Legen Sie vor dem Schlafengehen eine weitere Rizinusölpackung über Ihre Leber und nehmen Sie, wenn Sie möchten, noch ein Bittersalz-Bad. Achten Sie darauf, dass Sie zu einer vernünftigen Zeit zu Bett gehen, damit Sie wieder die vollen acht Stunden Schlaf bekommen.

### Montag Morgen, durch die Nacht

Setzen Sie ein modifiziertes Entgiftungsfrühstück fort, damit Sie Ihren Körper nicht mit alten, ungesunden Nahrungsmitteln schockieren. Genießen Sie stattdessen ½ Avocadoscheiben auf Rührei oder einen anderen Chiasamen-Pudding mit Nüssen, Kernen und frischen Früchten. Trinken Sie vor jedem Kaffee acht Unzen Wasser mit einer Zitronenscheibe oder einer Tasse grünen Tee. Versuchen Sie, den ganzen Tag über viel Obst und Gemüse zu essen und trinken Sie heute Abend keinen Alkohol.

### Eine 24-Stunden-Leber-Entgiftung

Wenn Sie nicht daran interessiert oder nicht in der Lage sind, eine Wochenend-Entgiftung durchzuführen, sollten Sie eine 24-Stunden-Reinigung in Betracht ziehen. Achten Sie in der Woche vor dem Tag Ihrer Reinigung darauf, dass Sie viel von den folgenden Lebensmitteln essen:

- Sellerie
- Rüben
- Spargel
- Zitrusfrüchte
- Rosenkohl
- Brokkoli
- Blumenkohl
- Kopfsalat
- Kohl
- Grünkohl

Vermeiden Sie auch Alkohol und verarbeitete Lebensmittel bis zum Tag der Reinigung. Machen Sie am Tag Ihrer Reinigung 72

Unzen der folgenden Flüssigkeit über den Tag verteilt trinkbar. Stellen Sie außerdem sicher, dass Sie mindestens 72 Unzen Wasser trinken.

## 24-Stunden-Entgiftungsgetränk

### *Zutaten:*
- Cranberry-Saft
- Muskatnuss
- Ingwer-Wurzel
- Zimt
- Frischer Orangensaft aus 3 Orangen
- 3 Zitronen

### *Zubereitung:*
1. Mischen Sie in einem großen Behälter drei Teile Wasser zu einem Teil Cranberry-Saft.
2. In einem großen Topf ¼ Teelöffel geriebene Ingwerwurzel, ¼ Teelöffel Muskatnuss und ½ Teelöffel Zimt in vier Tassen Wasser ziehen lassen. 20 Minuten lang köcheln lassen.
3. Zimt, Ingwer und Muskatnuss flüssig auf Raumtemperatur abkühlen lassen.
4. Orangen und Zitronen in die Flüssigkeit geben und umrühren, um sie zu verbinden.
5. Die aufgegossene Flüssigkeit mit dem Preiselbeersaft verrühren und gut umrühren.

## Einfache Entgiftungs-Suppenrezepte

### Brokkoli-Suppe

*Zutaten:*

- Kokosnussöl, 1 Teelöffel
- Brokkoliröschen, 2 Tassen
- Stangensellerie, gehackt, 2
- Pastinake, geschält und gehackt, 1
- Knoblauchzehen, gehackt, 2
- Karotte, geschält und gehackt, 1
- Zwiebel, gehackt, 1
- Natriumarme Gemüsebrühe, 2 Tassen
- Spinat, 2 Tassen
- Zitrone, entsaftet, ½
- Chiasamen, 1 EL.
- Meersalz, ½ Teelöffel
- Gemischte Nüsse und Samen, auf Wunsch geröstet.

*Zubereitung:*

1. In einem großen Suppentopf das Öl bei geringer Hitze erwärmen. Brokkoli, Sellerie, Pastinaken, Karotten, Knoblauch und Zwiebel mischen und fünf Minuten kochen lassen. Oft umrühren.
2. Die Brühe einfüllen und aufkochen lassen. Mit einem Deckel abdecken und auf kleiner Flamme kochen lassen. 7 Minuten oder bis das Gemüse gar ist, aber nicht zu weich, köcheln lassen.
3. Den Spinat untermischen und dann in einen Mixer geben. Die Zitrone und die Chiasamen hinzufügen. Pürieren, bis die Mischung cremig ist.

Nach Belieben salzen und mit warmen, gerösteten Nüssen und Kernen servieren, falls gewünscht.


## Rübensuppe

*Zutaten:*
- Rüben, mittel, gewürfelt, 3
- Kokosnussöl, 1 Teelöffel.
- Möhren, gewürfelt, 2
- Lauch, klein, gewürfelt, 1
- Knoblauchzehen, gehackt, 1
- Zwiebel, gewürfelt, 1
- Gemüsebrühe, warm, 2 Tassen
- Meersalz, ¼ Teelöffel
- Chia, Kürbis- und Sonnenblumenkerne, falls gewünscht.


*Zubereitung:*
1. Legen Sie die Rüben in einen großen Suppentopf und bedecken Sie ihn mit Wasser. Zum Kochen bringen und dann die Hitze reduzieren. 30 Minuten oder bis die Rüben weich sind, unbedeckt köcheln lassen.
2. Die Rüben aus dem Wasser ablassen und abkühlen lassen.
3. In einer großen Pfanne das Öl bei geringer Hitze erwärmen. Möhre, Lauch, Knoblauch und Zwiebeln miteinander vermengen und sieben Minuten kochen lassen. Legen Sie das Gemüse zum Abkühlen auf einen Teller.
4. Im Mixer die Rüben, das Gemüse und die warme Brühe miteinander vermengen. Pürieren, bis sie glatt sind.
5. Nach Belieben salzen und mit warmen, gerösteten Nüssen und Kernen servieren, falls gewünscht.

# Schlussfolgerung

Vielen Dank, dass Sie es bis zum Ende von „Fettleber-Diät: Leitfaden zur Beendung der Fettleberkrankheit" geschafft haben. Wir hoffen, dass es informativ war und Ihnen alle Hilfsmittel zur Verfügung gestellt hat, die Sie benötigen, um Ihre Ziele zu erreichen, was auch immer diese sein mögen.

Der nächste Schritt bei der Vorbeugung oder Heilung von Fettleberkrankheiten besteht darin, Ihren Kalender herauszuholen und zu entscheiden, wann Sie mit Ihrer lebergesunden Ernährung beginnen. Wenn Sie sich nicht sicher sind, wie Sie mit einer lebensverändernden Ernährung umgehen sollen, beginnen Sie mit der 24-Stunden-Entgiftung. Nehmen Sie sich einige der Zutaten und wählen Sie einen Tag, an dem Sie sich auf Ihre Leber konzentrieren können. Wenn Sie sich für eine größere Herausforderung bereit fühlen, blocken Sie ein Wochenende für die 2½ Tagesdiät ab. Wie auch immer Sie sich entscheiden, stellen Sie sicher, dass Sie sich auf die Verbesserung Ihrer Leberfunktion und die Heilung von Fettleberkrankheiten konzentrieren.

Nachdem Sie herausgefunden haben, wann Sie Ihre Entgiftung durchführen werden, konzentrieren Sie sich weiterhin auf Ihre Lebergesundheit. Fördern Sie weiterhin Ihre Gesundheit, indem Sie Ihren Körper durch gesunde Mahlzeiten ernähren. Lesen Sie die in diesem Buch aufgeführten leberunterstützenden Nahrungsmittel und füllen Sie Ihren Kühlschrank und Ihre Speisekammer mit Dingen, die Sie integrieren und bei Bedarf greifen können. Machen Sie es sich leichter, diese Nahrungsmittel immer zur Hand zu haben und ein paar Rezepte, auf die Sie sich verlassen können, wenn Sie in der Klemme stecken. Probieren Sie die Rezepte aus dem letzten Kapitel aus, aber lassen Sie sich ein paar eigene einfallen, die auf Ihren eigenen Lebensmittelpräferenzen basieren.

Der Diätplan im letzten Kapitel soll Ihnen schnell und einfach Möglichkeiten aufzeigen, wie Sie eine Fettleberkrankheit heilen und Ihre Leber gesund erhalten können. Die Leber-Entgiftungen konzentrieren sich hier darauf, Ihrem Körper die benötigten Nährstoffe zuzuführen und die Gesundheit der Leber zu unterstützen. Wie Sie gelernt haben, ist dies kein Buch darüber, wie Sie Gewicht verlieren können, während Sie eine ungesunde (und ineffiziente) Leber-Entgiftung durchführen. Hier geht es darum, Ihre Gesundheit und die Leber durch die Heilung einer Fettleberkrankheit zu unterstützen. Wenn Sie mit einer Fettleberkrankheit oder einem anderen Leberproblem zu kämpfen haben, ist es wichtig, dass Sie die vorgeschlagenen Änderungen an Ihrer Ernährung vornehmen, und zwar nicht nur, wenn Sie eine Leber-Entgiftung durchführen, sondern so oft wie möglich. Befolgen Sie Ihre Fettleberdiät und genießen Sie die Vorteile einer gesünderen und glücklicheren Ernährung.